中医健康养老
护理员实操手册

（初级）

主　审◎屠志涛　赵百孝
主　编◎荣培晶　唐　勤

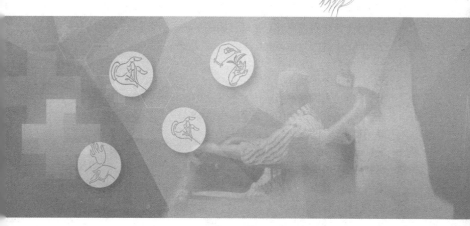

人民卫生出版社
·北　京·

图书在版编目（CIP）数据

中医健康养老护理员实操手册：初级 / 荣培晶，唐勤主编. — 北京：人民卫生出版社，2022.10

ISBN 978-7-117-33632-1

Ⅰ.①中… Ⅱ.①荣… ②唐… Ⅲ.①老年人 – 中医学 – 护理学 – 手册 Ⅳ.①R248.9-62

中国版本图书馆 CIP 数据核字（2022）第 181229 号

| 人卫智网 | www.ipmph.com | 医学教育、学术、考试、健康，购书智慧智能综合服务平台 |
| 人卫官网 | www.pmph.com | 人卫官方资讯发布平台 |

中医健康养老护理员实操手册（初级）

Zhongyi Jiankang Yanglao Huliyuan Shicao Shouce（Chuji）

主　　编：	荣培晶　唐　勤
出版发行：	人民卫生出版社（中继线 010-59780011）
地　　址：	北京市朝阳区潘家园南里 19 号
邮　　编：	100021
E - mail：	pmph @ pmph.com
购书热线：	010-59787592　010-59787584　010-65264830
印　　刷：	北京顶佳世纪印刷有限公司
经　　销：	新华书店
开　　本：	889×1194　1/32　印张：5
字　　数：	121 千字
版　　次：	2022 年 10 月第 1 版
印　　次：	2022 年 10 月第 1 次印刷
标准书号：	ISBN 978-7-117-33632-1
定　　价：	49.00 元

打击盗版举报电话：010-59787491　E-mail：WQ @ pmph.com
质量问题联系电话：010-59787234　E-mail：zhiliang @ pmph.com
数字融合服务电话：4001118166　E-mail：zengzhi @ pmph.com

中医健康养老护理员实操手册
（初级）

顾　　问	（以姓氏笔画为序）	
	付义民　张樟进　陶　静　黄忠彩	
主　　审	屠志涛　赵百孝	
主　　编	荣培晶　唐　勤	
副主编	王振国　吕文良　孙忠人　吴文忠　陆付耳	
	房　敏　高　颖　唐纯志　曾　芳	
编　　委	（以姓氏笔画为序）	

马大勇	王　彤	王艺霏	王丽婷	王振国
王敬华	冯楚文	巩　静	吕文良	朱清广
孙忠人	苏晓兰	李少源	李红霞	杨添淞
吴文忠	佟晓英	张　帅	张　昆	张　悦
张丽丽	张学智	张紫璇	陆付耳	陈　丽
陈　瑜	周　扬	房　敏	赵长龙	赵亚楠
赵敬军	荣培晶	侯小兵	侯理伟	高　颖
郭盛楠	唐　勇	唐　勤	唐纯志	黄　佳
曹艳霞	程　芳	曾　芳	翟伟航	魏立新

学术秘书　李少源

序

中医包含了传承数千年的养生文化理念，并形成了中医药养生保健科学体系。将中医蕴含的非药物疗法、药食同源、运动导引等丰富多彩的保健养生方法普及到大众生活，为百姓的健康保驾护航，是中医人的使命。充分发挥中医自我保健这个中国人民健康"守护者"的作用，以实现"健康延年，无疾而终"的人类健康终极目标。

党中央国务院高度重视发挥中医药在健康养老中的作用。近年来，国务院先后印发《中医药健康服务发展规划（2015—2020年）》，转发《关于推进医疗卫生与养老服务相结合的指导意见》《中医药发展战略规划纲要（2016—2030年）》《国家积极应对人口老龄化中长期规划》等多个重要文件，这些文件都明确要求发展医养结合服务、中医药健康养老服务，推动医疗（尤其是中医药）与养老相结合。2019年10月25日，习近平总书记在全国中医药大会上提出："要遵循中医药发展规律，传承精华，守正创新，加快推进中医药现代化、产业化，坚持中西医并重，推动中医药和西医药相互补充、协调发展，推动中医药事业和产业高质量发展，推动中医药走向世界，充分发挥中医药防病治病的独特优势和作用，为建设健康中国、实现中华民族伟大复兴的中国梦贡献力量。"特别是新型冠状病毒肺炎疫情暴发以来，公众对公共卫生问题高度关注，面对疫情挑战，中国人理当人人信中医、爱中医、用中医。

在人口快速老龄化的国情背景下，在国家政策的大力支持下，本书立足于人才融通、服务融通、医民融通的原则，宣扬中医药文化、推广中医养生、满足社会需求。本书既是2019年出版的《全国医疗辅助护理员（中医健康养老护理员）培训教材》（初级）配套的实操手册，同时为实现百姓中医保健的自主化、自助化、自护化，促进全民健康，实现全民小康贡献中医智慧。

本书的编写适应了信息时代的发展，融合短视频、图片等多媒体元素，增加了本书的传播性，并且本书具有较高的普适性，可供中医健康养老护理员开展服务以及无医护背景和中医基础的人员进行居家自助式养生保健参考。

为保证编写质量和进度，使本书内容更加充实、合理，能够满足中医健康养老护理员实操应用，以及大众居家自主、自助防护的基本需求，编委召开多次研讨会、审定会，对本书内容进行了严格审定，并征求各方面专家意见。为进一步提高本书质量，便于再版时进行修订，恳请各位专家和读者提出宝贵意见，以期不断完善。

本书在编写过程中，受到了各界专家的大力指导和支持，在此致谢！

屠志涛

2021 年 11 月

前言

中医药是中华民族的瑰宝，也是 5 000 多年中华文明的结晶，在全民健康中发挥着重要作用。中医药也因其在疾病预防、治疗、康复等方面的独特优势，受到很多国家民众的广泛认可。普及中医特色疗法，使其走进万千百姓家，惠及百姓、造福百姓是每个中医人的最高理想。

在当今社会，强化公众塑造自主自律的健康行为意识，提高公众健康素养十分必要。为积极响应中共中央、国务院发布的《"健康中国 2030"规划纲要》政策号召，我们联合全国多家中医药院校优秀团队，在人力资源和社会保障部教育培训中心及人民卫生出版社的大力支持下，以"医养护结合、做自己的小良医"为初衷，将从临床表现、保健方法、注意事项等方面针对的常见病证进行总结，以期为全民健康保驾护航。在当前时代背景下，《中医健康养老护理员实操手册》的编写，将在一定程度上实现百姓中医保健的自主化、自助化、自护化，还原生命的自我更新、自我修复、自我调节，促进全民健康，助力健康中国！

本书由荣培晶、唐勤主编，担任全面统筹规划及审稿统稿工作，各副主编和所有编委历时一年分工撰写完成。本手册从头面躯体痛证、内科病证、生殖系统病证、皮外伤科病证及五官科病证五个方面着手，分别从疾病小常识科普、快速简单的症状识别与诊断、日常调护小妙招及具有中医特色又简便易操作的居家"绿色"小疗法等内容进行阐述，具有易读、易用、易传播的特点，内容丰富有趣、通俗易懂，适应"大健康"时代对中医药的迫切需求。

本书在编写及出版过程中，得到人民卫生出版社、北京民族医药文化研究促进会及各编委所在中医药院所和临床单位的大力支持，在此表示衷心感谢。为进一步提高本书质量，做到精益求精，敬请读者提出宝贵意见和建议，以便修订提高。

编者

2022 年 3 月

目录

第一章
头面躯体痛证

第一节　肩痛

肩周炎（视频）

一、临床表现

肩周炎又称肩关节周围炎，俗称凝肩、五十肩，是以肩部逐渐产生疼痛，夜间为甚，逐渐加重，肩关节活动功能受限而且日益加重，达到某种程度后逐渐缓解，直至最后完全复原为主要表现的肩关节囊及其周围韧带、肌腱和滑囊的慢性特异性炎症。肩周炎是以肩关节疼痛和活动不便为主要症状的常见病症，肩关节可有广泛压痛，并向颈部及肘部放射，还可出现不同程度的三角肌的萎缩。本病的好发年龄在 50 岁左右，女性发病率略高于男性，多见于体力劳动者，如得不到有效的治疗，有可能严重影响肩关节的功能活动。

二、保健方法

1. 穴位按摩

（1）穴位：肩前、肩髃、肩髎、臂臑、阿是穴。

（2）操作方法：患者正坐在板凳上，操作者站于肩侧，以大拇指或中指按揉上述穴位，用力应持久、有力、均匀、柔和、渗透，强度以局部有酸胀感为度。每次操作15分钟，每日2次，上、下午各1次。

2. 艾灸

（1）部位：肩部疼痛部位和肩前、肩髃、肩髎、臂臑。

（2）操作方法：点燃艾条，将艾条燃着的一端在肩部疼痛部位和上述穴位施灸，做一上一下忽近忽远动作，形如雀啄，给以较强烈的温热刺激。一般每次灸治5～10分钟，以局部皮肤出现潮红为度。对老年人及皮肤知觉迟钝者，要以左手示指（食指）和中指分置穴区两旁，感觉灸热程度，以避免烫伤。每日如此操作1～2次。

3. 药膳养生

（1）当归血藤鸡蛋汤：

原料：全当归15g，鸡血藤15g，木香10g，陈皮10g，赤芍10g，桑枝20g，鸡蛋1枚。

制作过程：将鸡蛋与诸药（布包）同煮，待蛋熟后去壳再煮10分钟，弃药包，吃蛋喝汤，每日3次，每次1个。

功效：活血化瘀，舒筋活络。

（2）乌蛇桃仁茶：

原料：乌梢蛇10g，桃仁5g，木瓜5g，蒲公英8g，龙眼肉5g，薏苡仁10g。

制作过程：水煎，约40分钟，滤水400ml饮用，早、晚分服。

功效：祛风湿，通经络。

三、注意事项

1. 坚持肩部牵伸锻炼是防治肩周炎的不二法门，功法锻炼，功能康复，贵在适度适量，并且要持之以恒。

2. 肩部推拿按摩不可过度用力，否则容易造成局部的损伤加重。

3. 冠状动脉粥样硬化性心脏病（冠心病）等疾病常会出现肩痛症状，有时甚至会掩盖其他部位的疼痛，一般冠心病患者除肩痛以外，还会有胸骨后或心前区压榨样不适，应予以鉴别。

4. 肩周炎疼痛又称"五十肩"，以往认为到了中老年才会因肩关节退行性改变和劳损发为肩痛，好发于 50 岁左右的所有对象。但经临床观察发现，其发病渐趋年轻化，不同年龄段病因各有不同，所以较年轻者若有肩痛症状不可掉以轻心，应及时就医。

第二节　颈痛

一、临床表现

颈痛常因久坐、长期伏案工作、长时间玩手机而导致，具体表现为脖子酸痛、头晕头痛、恶心呕吐、颈部活动不利、转动脖子出现响声或伴有手麻等。

二、保健方法

1. 穴位按摩

（1）穴位：风府、大椎、肩井。

（2）操作方法：使用按揉法、捏法，用力应均匀、柔和、有力、持久，强度以有酸胀感为度。每次操作 15 分钟，每日 2 次，早、晚各 1 次。

2. 功能锻炼

（1）预备势：两脚平行，与肩同宽，头向上顶，下颌微收，舌抵上腭，沉肩，腹式呼吸，提肛，敛臀，收腹，足趾轻轻抓住地面。

（2）青龙出爪：两手十字交叉，抬于胸前，向前缓缓推出，同时吸气，保持 3 秒，呼气缓缓放松，收回。

（3）顶天立地：翻转向上，举至头顶，向上伸展，保持 3 秒，呼气放松，收回。

（4）大鹏展翅：双手立掌，向外推出，同时吸气，保持 3 秒，呼气放松，收回。

（5）孔雀开屏：两手十字交叉，放于身后，向上伸展，同时吸气，保持 3 秒，呼气放松，缓缓收回。

3. 拔罐疗法　颈肩部拔罐，留罐 5 ~ 10 分钟，皮肤出现潮红或深红为度，注意不要出现水疱。

4. 刮痧疗法　准备刮痧板和刮痧油。沿颈部两侧肌肉从上至下、从里到外进行刮拭。过饥过饱、过度劳累、过度紧张或女性生理期不宜刮痧；刮痧后 2 小时内避免吹风以及洗澡。

三、注意事项

1. 功能锻炼是防治颈痛的重要方法，锻炼需循序渐进，量力而行，不可用力过猛，并且需要长期坚持。

2. 若颈部疼痛伴有恶心呕吐、头晕目眩、上肢麻木及握力减退等症状时，提示病变较重，需及时就医。

第三节　腰痛

一、临床表现

在日常生活中，由于经常伏案工作或体力劳动，长时间使用不恰当的体位，导致腰部肌肉痉挛、紧张，使供应肌肉的血管受压迫，组织长期缺血而产生慢性劳损与退行性病变，引起腰部疼痛及活动功能障碍，即"腰痛"。在此讲述的腰痛以骨关节病为主，包括腰部骨质增生、椎间盘突出症、腰椎肥大、椎管狭窄、腰肌劳损等，而腰部骨折、椎管肿瘤、强直性脊柱炎，以及泌尿生殖系统疾病（如尿道结石、宫颈炎、盆腔炎等），也会引发腰痛，但不在此节讨论的范围中。

二、保健方法

1. 穴位按摩

（1）穴位：阿是穴、大肠俞、委中。

（2）操作方法：在双侧穴位上先后用按揉法、捏法进行按摩，用力应持久、有力、均匀、柔和、渗透，强度以局部有酸胀感为度；每次操作15分钟，每日2次，上、下午各1次。双手掌根部按揉腰部阿是穴与大肠俞；每次操作10分钟，每日2次，上、下午各1次。

2. 膀胱经牵伸
患者俯卧在床上，全身放松；抬腿，膝盖离床，保持大腿和小腿在一条直线，足尖往前勾；足跟往后蹬，用力牵伸，使腰部往后牵拉，数5秒；抬高的腿慢慢放下，放松后休息5秒，继续对另一边进行牵拉，方法同前；参照以上动作，每次10组，连续3周。

三、注意事项

1. 防治腰痛应当改变不良的生活习惯。减少看手机、看电脑、看电视的时间；减少开车久坐的时间；避免搬重物、手拎重物；避免歪歪扭扭不良的坐姿，特别是避免驼背的坐姿等。

2. 养成锻炼的习惯。通过早期强制性锻炼，安排具体时间，培养锻炼习惯。

3. 腰椎问题严重者建议首看医生。运动锻炼后如果出现腰部酸痛，大多数情况下属于正常反应，休息后或者热敷后就会好转；锻炼应循序渐进，因人制宜，量力而行。

第四节　牙痛

一、临床表现

饮食不洁、嗜食肥甘厚味、不正确的刷牙习惯、维生素缺乏等原因会产生牙垢和牙结石，长此以往会引起牙龈红肿热痛、遇寒热过敏、面颊肿胀，甚至牙龈出血，伴口臭等症；也有因喜甜食或牙齿结构发育不良形成龋齿（虫牙），随着龋洞变大、变深，会出现进食时牙疼、吃过凉过热的食物疼痛加重的情况。

二、保健方法

1. 穴位按摩

（1）穴位：下关、合谷、颊车。

（2）按摩手法：用拇指指尖置于合谷穴进行按摩，由轻渐重按1~2分钟，可以起到疏风解表、活络镇痛的作用。用双手拇指放于同侧面部颊车穴，由轻渐重按压1~2分钟，可以起到解痉止痛、活血消肿的作用。每日按摩 3～4 次，可以缓解牙痛症状。

2. 艾灸防治

（1）艾灸穴位选择：与穴位按摩相同。

（2）操作方法：将艾条一端点燃，在穴位距皮肤约 1.5 寸进行熏灸，致皮肤稍呈红晕为度，为了防止烫伤，可以用食指和中指置于神阙穴两侧，以感知艾灸热量，灸 5～6 分钟，治疗 7 日。

3. 耳穴压豆

（1）耳穴：神门、牙痛点、皮质下、面颊。

（2）操作方法：选准穴位后，局部常规消毒，将王不留行籽用胶布贴于患者一侧耳部的穴位上，以手按压穴位，使局部有痛、胀、热感，有向其他部位传导者，效果更佳。每日按压 3～4 次（疼痛发作可以即时按压），每次 2～5 分钟，以局部有感觉为宜。

4. 药膳养生

（1）绿豆鸡蛋糖水：

原料：绿豆 100g，鸡蛋 1 枚，冰糖适量。

制作过程：将绿豆捣碎，用水洗净，放锅里加水适量，煮至绿豆烂熟，把鸡蛋打入绿豆汤里，搅匀，稍凉后一次服完，连服 2～3 日。

功效：清热解毒。适用于牙龈红肿、疼痛。

（2）丝瓜姜汤：

原料：鲜丝瓜 300g，鲜姜 60g。

制作过程：上述食材洗净、切丝，水煎 1 小时，每日饮汤 2 次。

功效：疏风清热，消肿止痛。适用于防治牙龈红肿或成脓。

5. 小验方

（1）可以将一小片生姜直接放在牙痛部位，慢慢咬合，可缓解疼痛。

（2）将云南白药粉加热水调成稀糊状，直接涂在龋洞和牙龈上。

三、注意事项

1. 注意口腔卫生，养成"早晚刷牙，饭后漱口"的良好习惯。

2. 每日摄入定量的维生素 B_1、维生素 B_2 和维生素 E 等（若非明确体内缺乏相应维生素，不建议额外补充）。

3. 脾气急躁易怒会诱发牙痛，故要保持心情愉悦、心胸豁达。

4. 条件允许的情况下，定期进行口腔检查、进行洗牙护理。

5. 建议家中使用软毛牙刷，脱敏牙膏，刷牙不要过于用力，也不要使用摩擦颗粒过大的牙膏，以防牙齿受损。

6. 牙龈长期出血、牙痛剧烈、牙齿有龋洞或化脓者，建议及时去医院口腔科进行检查和治疗。

第二章
内科病证

第一节 癌症

一、临床表现

各种癌症，多伴有不同程度的疼痛，疼痛与肿瘤所在部位、生长方式、增长速度等有关。尤其是癌症晚期，由于瘤体增大，压迫或侵犯邻近器官、神经干或神经末梢，疼痛程度加剧，表现为烧灼样、顽固性、持续性疼痛，难以忍受。中医学认为"不通则痛"，癌症疼痛多由气血瘀滞、脉络闭阻所致。病程日久，正气耗伤，脏腑失去濡养，以致"不荣则痛"。

二、保健方法

1. 穴位按摩

（1）穴位：肾俞、足三里、太溪。

（2）操作方法：按揉穴位，用力应均匀、柔和，每次操作5分钟，每日1次。

2. 灸法

（1）穴位：膈俞、肝俞、脾俞、肾俞、大椎。

（2）操作：患者取俯卧位，在每个穴位上放置生姜切片（直径1.5cm，厚2cm），姜片上放置艾炷（直径1.5cm，高2cm），点燃艾炷，当有烧灼感时更换艾炷再灸，每个穴位灸 3 壮（3 个艾炷），每日 1 次。

3. 耳穴贴压

（1）耳穴：神门、皮质下、肾上腺、内分泌、心、肝、脾、肾、病变相应部位。

（2）操作：常规消毒，左手固定耳郭，右手用血管钳将粘有王不留行籽或磁珠的胶布对准穴位贴压，逐渐施加压力，根据患者具体情况调整刺激强度；贴压期间，令其每日自行按摩 3 次，每次 3 ~ 5 分钟，每周 2 次（左右耳各 1 次）。

4. 推拿方法

（1）部位：四关穴、督脉、膀胱经。

（2）操作：指压四关穴（双侧合谷 + 双侧太冲），以疏通全身经络气血，通则不痛，可起到良好的止痛效果。沿背部督脉和膀胱经进行推拿和按揉，重点按压相应病变脏腑的背俞穴，以调理脏腑，强身健体。

5. 药膳养生

（1）赤豆鲤鱼汤：

原料：赤小豆 100g，活鲤鱼 1 条（500g），玫瑰花 15g。

制作过程：鲤鱼清洗后与赤小豆、玫瑰花共煮至烂熟，调味后分次食用。

功效：理气散结，活血化瘀，利水消肿。

（2）三七炖鸭：

原料：三七 3g，鸭子 1 只。

制作过程：将鸭子去内脏、洗净，三七放入鸭肚内；放入砂锅中炖煮至熟烂，加入调料调味即可。

功效：活血祛瘀，抗癌抑癌。

（3）黄芪猴头汤：

原料：黄芪 30g，猴头菌 150g，鸡肉 250g，菜心 100g。

制作过程：猴头菌温水发胀后洗净切片，鸡肉剁成方丁；煸炒后用发猴头菌的水及少量清汤文火炖约 1 小时；汤内加猴头菌与菜心，略煮即可。

功效：补气养血。

（4）清蒸甲鱼：

原料：甲鱼 1 只，生姜 5 片。

制作过程：将甲鱼宰杀去内脏，洗净后加入生姜；隔水蒸至熟烂，用调料调味即可，喝汤吃甲鱼。

功效：滋阴补虚，散结消癥。

三、注意事项

1. 可以结合自身情况，适当进行锻炼，运动量不宜过度。建议散步、打太极拳、练八段锦、练体操等。

2. 保持良好的情绪，乐观对待疾病，作息规律，饮食宜营养丰富、易吸收。

3. 血小板极低者，尽量避免针刺、放血，推拿手法宜轻。

第二节　发热

一、临床表现

发热是疾病的标志，也是人体免疫力与疾病做斗争的表现，当体温低于 38.5℃时可暂时在家观察并物理降温，若体温持续不降甚至反升，应及时就诊，以免因体温过高导致惊厥、昏迷等。

二、保健方法

1. 穴位按摩

（1）穴位：大椎、身柱、耳穴（肺、心、耳尖）。

（2）操作方法：按压上述穴位，强度以患者感到酸胀为度。每次操作5分钟，每日2次，上、下午各1次。

2. 温水擦浴

（1）温水擦浴：水温应略低于皮肤温度（32～34℃），擦浴时可同时应用按摩手法促进热的发散，注意用力均匀，腋窝、腹股沟等血管丰富的地方可多做停留，以助散热，四肢及背部各擦浴3～5分钟。

（2）乙醇擦浴：乙醇浓度以30%～50%为宜，乙醇不要太凉，温度宜略低于皮肤温度，擦拭腋下、肘窝、掌心、腹股沟、足心等部位时多擦几遍，以提高散热效果。

3. 药膳养生

（1）绿豆粥：

原料：绿豆25g，粳米15g，冰糖适量。

制作过程：将绿豆和粳米煮成粥，煮好后加冰糖食用。

功效：清热解毒。适用于低热患者。

（2）西瓜水：

原料：西瓜200g，冰糖适量。

制作过程：将西瓜瓤榨汁加入冰糖，适量饮用。

功效：清热解暑。适用于因暑热而发热的患者。

三、注意事项

1. 及时就医。采用上述常规处理措施仍不能退热时，需及时就医，在医生的指导下对症用药。

2. 警惕传染病。对于有过外出旅游史、接触史后出现的发热，或者是长时间的反复发热，需警惕传染病，需立即前往指定医疗机构就诊，就诊过程中注意防护。

第三节　汗证

一、临床表现

汗证是指不正常出汗的一种症状，中医上将汗证分为盗汗和自汗。盗汗是指睡着以后出汗，醒后汗就止；自汗是指不睡觉的情况下，白天出汗比正常多。

二、保健方法

1. **穴位按摩（自汗、盗汗）**

（1）穴位：复溜、后溪。

（2）操作方法：按揉上述穴位，每穴按揉不少于80次，每日按揉3遍。

2. **耳穴贴压（多汗）**

（1）穴位：心、肺、脾、皮质下、内分泌。

（2）操作方法：用胶布将王不留行籽贴于相应耳穴，每日按揉3～4次，每次半分钟，约5日更换一次。

3. **药膳养生**

黑大豆小麦汤：

原料：黑大豆15g，小麦50g。

制作过程：将食材清水洗净；将小麦用干净的布包好，同黑大豆一起放入锅内，加入适量清水，煮至黑大豆熟，取出小麦布包即可。

功效：祛风敛汗。

三、注意事项

1. 注意勤换衣服被褥，保持清洁干燥；勤洗澡，不要贪凉，避免直接吹风，以免受凉感冒；随时用毛巾擦汗，或者外用扑粉，保持皮肤的干燥；穿透气性好的鞋袜，帮助汗液挥发，避免引起脚气、皮炎等问题。

2. 加强体育锻炼，增加户外运动，提高身体免疫力。

3. 规范生活习惯，注意劳逸结合，作息规律，不要熬夜。

4. 饮食上应尽量选择食用当季新鲜的蔬菜瓜果，少吃刺激或辛辣的食物，如辣椒、蒜头、花椒、韭菜、生姜、胡椒、桂皮、八角、小茴香、酒、咖啡等，这些辛辣食物会促进汗液的分泌。

5. 警惕长期异常出汗，有时候异常出汗是某些疾病的信号，如心脏病、肿瘤、糖尿病、甲状腺功能亢进症（甲亢）、结核等，应及时到医院相关科室进行检查。

第四节　普通感冒

一、临床表现

感冒又称上呼吸道感染，简称上感，又称普通感冒，是包括鼻腔、咽或喉部急性炎症的总称。广义的上感不是一个疾病诊断，而是一组疾病，包括普通感冒、病毒性咽炎、喉炎、疱疹性咽峡炎、咽结膜热、细菌性咽-扁桃体炎。狭义的上感又称普通感冒，是最常见的急性呼吸道感染性疾病，多呈自限性，但发生率较高。

二、保健方法

1. 穴位按摩

（1）穴位：列缺、风池、大椎、太阳、合谷；耳穴贴压选用肺、外鼻、屏尖、额。

（2）操作方法：患者俯卧于床上，操作者在双侧穴位（大椎除外）上，先后用按揉法、捏法进行按摩，用力应均匀、柔和、有力、持久，强度以患者局部有酸胀感为度。每次操作 15分钟，每日 2 次，上、下午各 1 次。

2. 推拿方法

（1）穴位：风池、迎香、合谷。

（2）操作方法：患者平躺于床上，两手自然放在身体两旁，操作者立于头后侧，用摩法或揉法，以顺时针方向在穴位上按摩 20～30 次，颈部按摩手法要轻柔，患者感觉局部发热即可。

3. 艾灸方法

（1）穴位：风池、大椎、迎香、合谷。

（2）操作方法：患者平躺或者趴在床上，两手自然放在身体两旁，操作者手持艾条，距离皮肤约 10cm，局部有热感即可，注意避免烫伤，也可以用艾灸盒代替，每个穴位灸 5 分钟，每次取 4 个穴位。每日 1 次，3 次 1 个疗程。

4. 药膳养生

（1）生姜葱白大枣汤：

食材：生姜 15g，葱白 15g，大枣 15g。

制作流程：将生姜切片，葱白切段，大枣切开两瓣，适量水烧开，放入上述食材，煮开 15 分钟，如果觉得汤太辣，可以加适量红糖服用，配合白粥服用，微微出汗即可，不要出太多汗。

功效：祛风散寒。可以减轻感冒早期的症状。

（2）紫苏肉片汤：

食材：瘦肉 50g，紫苏 15g，芥菜 15g，生姜 15g，食盐、油少许。

制作流程：把瘦肉洗净切片，芥菜、紫苏洗净切段，生姜去皮切片。锅里面加入水、瘦肉、生姜，大火煮 15 分钟，然后放入芥菜、紫苏，大火略煮片刻就可以调味食用。

功效：祛风散寒。可以减轻感冒早期的症状。

三、注意事项

1. 注意饮食宜忌，避免食用辛辣、油腻、刺激性食物。

2. 减少季节气候影响，感冒在春夏之交、秋冬季节转换之时多易发作，应在此之前进行调养预防，注意保暖。

3. 注意劳逸结合，注意休息，保持心情舒畅，作息规律。

4. 如果感冒症状不缓解甚至症状加重，应及时到医院呼吸内科或者急诊科就诊，以排除流行性感冒（流感）、神经系统、消化系统、泌尿系统感染等引起的类似感冒症状，以便明确诊断，制定下一步的治疗方案。

第五节　流行性感冒

一、临床表现

秋、冬、春季是流行性感冒（简称流感）高发期，它是流感病毒引起的急性呼吸道感染，传染性强、传播速度快。在人群中，如果出现相似的发热、身痛、乏力和呼吸道症状，就应该警惕流感。

二、保健方法

1. 穴位按摩

（1）穴位：足三里、外关、合谷、大椎、迎香、孔最、曲池、耳穴（神门、风溪、肺、大肠、鼻、咽喉）。

（2）操作方法：用双手食指按住两侧的迎香穴，按照顺时针和逆时针的方向各搓摩 30 ~ 50 次，以有酸胀感并向额面部放射为宜；取坐位，在其余穴位上，先后用按揉法、捏法进行按摩，用力应均匀、柔和、有力、持久，强度以患者局部有酸胀感为度。每次操作 15 分钟，每日 2 次，上、下午各 1 次。

2. 推拿方法

（1）部位：大肠经、肺经、背部膀胱经及督脉。

（2）操作方法：患者平躺于床上，两手自然放在身体两旁，操作者立于左侧，用摩法或揉法，患者感觉皮肤发热即可。

3. 药膳养生

（1）黄芪薏米山药粥：

原料：黄芪 30g，薏苡仁 50g，山药 45g，食盐适量。

制作流程：将上述中药加入稀粥中共煮 10 分钟，略放食盐调味服食，每日 1 剂。

功效：益气固表，增强免疫力。适合脾胃虚弱，正气不足的人群，如老年人及儿童，用于提高抗病能力，减少发病。

（2）葱白汤：

原料：葱白 2 根，开水适量。

制作流程：葱白拍碎，开水适量冲服。每日 2 次服食。

功效：疏风通窍。适合流感早期以上呼吸道为主的症状。

（3）葳蕤粥：

原料：葳蕤 10g，粳米 50g，开水适量。

制作流程：葳蕤 10g 与粳米 50g 煮粥同食，每日服食 2 次。

功效：养阴润肺，益胃生津。适合热性体质，尤其是阴虚体质的患者，表现为形体消瘦，两颧潮红，手足心热，潮热盗汗，心烦易怒，口干，头发、皮肤干枯，舌干红、少苔。

（4）玉屏风散：

原料：黄芪 30g，白术 15g，防风 9g。

制作流程：黄芪、白术、防风按以上剂量，研磨成粉末状，流感季节来临之前 1 个月，每日晨起 3g，冲水或用蜂蜜调服。

功效：益气固表止汗。适合表气虚体质人群，作为预防方剂使用；表气虚的人群常表现为自汗，汗出恶风，面色㿠白，舌淡苔薄白，脉浮虚。

三、注意事项

1. 注意饮食宜忌。忌生冷、鱼腥、油腻、辛辣之物。

2. 减少季节气候影响。春夏之交、秋冬季节转换之时多易感染，体质虚弱注意防护。

3. 当注意劳逸结合，注意休息，保持心情舒畅，作息规律，适当运动。

4. 增加饮水，多通风，佩戴口罩，防止传染。

5. 出现高热及严重的全身症状，需及时就诊。

6. 加强个人卫生知识宣传教育。例如：保持室内空气流通，流行高峰期避免去人群聚集场所；咳嗽、打喷嚏时应使用纸巾等，避免飞沫传播；常洗手，避免脏手接触口、眼、鼻。如出现流感样症状及时就医，减少接触，尽量居家隔离 1 周或至主要症状消失。患者用具及分泌物要彻底消毒。平时需加强户外体育锻炼，提高身体抗病能力。秋冬气候多变，注意加减衣服。

第六节 头晕

一、临床表现

几乎每个人都有过头晕的体验，比如饥饿时会头晕，睡眠不足时会头晕，蹲久了站起来会头晕，饮酒过度会头晕，一般并无大碍；引起头晕的原因很多，以下是几种头晕的类型。

翻身、低头仰头时头晕、天旋地转，头不动时头晕迅速缓解，对于中老年人来说，出现此类症状很可能是耳石症；头晕昏沉同时伴有颈肩部疼痛僵硬、上肢串麻疼痛，很可能是颈椎病；失眠、情绪刺激、饮酒、特殊气味或食物、经期等因素诱发的头晕，伴有偏头痛的，很可能是前庭性偏头痛；头晕伴耳鸣、听力下降、耳部闷堵感，很可能是梅尼埃病；躺着不晕，站立时头晕甚至晕厥的，可能是直立性低血压；头晕闷胀感伴后枕部及颈部僵硬不适的，可能是高血压；长期持续头晕，伴有心烦、情绪低落等，有可能是精神性头晕；头晕伴走路不稳、颜面及肢体麻木、视物重影等症状，持续不缓解，这一类是最严重的情况，很可能是急性脑血管病或者与免疫相关的中枢神经脱髓鞘类疾病等，有可能发生生命危险，需要到医院详细检查和治疗。

二、保健方法

1. **饮食养生** 对于气血不足引起的头晕，平时可以多吃鱼类、肉类等高蛋白、高营养的食物，适当用人参、黄芪、太子参等中药煲汤喝，有助于改善头晕症状；对于贫血导致的头晕，平时可多吃大枣、枸杞子、龙眼肉等，补气益血。

2. **推拿按摩** 按揉天柱穴2～5分钟，对高血压及颈椎病引起的头晕具有较好的缓解作用。

三、注意事项

1. 适当运动，增强体质，但运动量不宜过大，头晕的患者应注意避免头部的强烈运动。

2. 营养均衡，少吃油腻、甜食；戒烟限酒；控制血压、血糖、血脂不要过高，从改善生活习惯做起。

3. 头晕发作期宜充分休息，注意防止起立跌倒受伤。

4. 作息规律，劳逸结合，保持心情舒畅。

5. 若休息、自我保健等调节方式无法改善头晕时，应尽早去医院检查，明确病因。

第七节　咳嗽

一、临床表现

咳嗽是一种常见的呼吸道症状，由感冒、炎症、异物、物理或化学性刺激引起，常伴有咳痰。

二、保健方法

1. 穴位按摩

（1）穴位：列缺、合谷、定喘、肺俞、大椎、太渊、耳穴（肺、上屏、下屏、咽喉）。

（2）操作方法：使用按揉法、捏法，用力应均匀、柔和、有力、持久，强度以有酸胀感为度。每次操作15分钟，每日2次，早、晚各1次。

2. 艾灸方法

（1）穴位：定喘、肺俞、大椎、脾俞。

（2）操作方法：将艾条燃着的一端与上述穴位的皮肤保持2～3cm的距离，使局部有温热而无灼痛感，每个穴位灸5分钟，每日1次，连续治疗2周（艾灸时，在穴位处垫一块纱布，避免艾灰脱落灼伤皮肤）。

3. 药膳养生

（1）姜杏汤：

原料：杏仁10g（泡洗后去掉外皮和内尖，捣碎），生姜6g（去皮，与食盐4g一起捣碎），甘草5g。

制作过程：用适量水煮开，放入上述食材，小火煮10分钟，即可饮用。

功效：化痰止咳。适用于咳嗽伴痰多症状。

（2）梨汁粥：

原料：鲜鸭梨1个（连皮切碎），粳米50g。

制作过程：将鸭梨放入砂锅中，加水适量，煎煮30分钟，留汁与粳米同煮成粥，温服。

功效：润肺止咳。适用于燥咳者。

三、注意事项

1. 避免辛辣、油腻、刺激性食物。

2. 春夏、秋冬季节转换之时易发作，在此之前进行调养预防，注意保暖。

3. 注意劳逸结合，保持心情舒畅，作息规律。

4. 如果咳嗽伴有高烧、胸闷等，应及时到医院呼吸内科或者急诊科就诊，以便明确诊断，制定下一步的治疗方案。

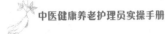

第八节 胸闷

一、临床表现

胸闷是一种主观感觉，可以描述成呼吸费力或气不够用。轻度的胸闷多表现为呼吸稍有不适、气不够用，出现喘气、大口呼吸，休息或者呼吸新鲜空气之后就可以缓解。严重的胸闷好像被大石头压住胸膛，甚至可以发生呼吸困难。这可能是身体器官的功能性表现，也可能是人体发生疾病的最早症状之一。

"胸闷"是牵涉很广的复杂病症，当出现较为严重的胸闷时，须求助医生，做谨慎的鉴别诊断及适当的处置。

二、按摩保健

平时如果感到心慌胸闷，可以试着按压内关穴。内关穴是心脏的保健要穴，能够宁心安神，理气止痛，属手厥阴心包经。中医学的心包位于心脏外面，被形象地比喻为心的"围墙"，当有外界邪气侵犯心脏时，心包能替心受邪。老年人是心血管病的高发人群，经常按一按内关穴能起到很好的保健作用。

按揉内关穴力道要适当，以有酸胀感为佳；以左手拇指指腹按右手内关，以右手拇指指腹按左手内关，交替进行，平时可以边走边按，也可在工作之余进行揉按，按揉2~3分钟即可；如果时间比较充裕，场所也合适，最好再加按足三里，也可以揉前胸、后背，这些都能够起到疏通经络、预防保健的作用。

三、注意事项

1. 很多轻度胸闷的症状需要患者解除紧张的精神状态，即改变认识；家人也需要给予适当的支持，解除他们的顾虑，放弃不合理的要求。

2. 端正对疾病的认识。应在医生的帮助下，对自己各种症状的产生及自己的躯体状况有正确、清楚的认识。

第九节　心悸

一、临床表现

心悸是人们自我感觉心脏跳动不舒服的感觉，通常我们形容为心慌。健康人一般仅在剧烈运动、过度劳累、情绪激动、精神高度紧张或高度兴奋时才会感到心悸，这些属于正常情况。心悸也可见于饮浓茶或咖啡的人。

病理性心悸以患有心脏疾病最多见，如心室肥大、心律失常、心脏神经症等；其他疾病如贫血、甲亢，服用药物如麻黄碱、咖啡因、氨茶碱、甲状腺片，以及大量吸烟、饮酒均能引起心悸。

二、保健方法

1. 穴位按摩

（1）指推膻中：取仰卧位或坐立位，用拇指自下而上推膻中穴约2分钟，以胀麻感向胸部发散为佳。

（2）按揉厥阴俞：厥阴俞需要别人帮助按摩。被按摩者取坐位或俯卧位，按摩者双手拇指沿顺时针和逆时针方向分别按揉2分钟，揉至局部感觉酸胀、发热为佳。

（3）按揉心俞：心俞对于调节心脏效果最佳。按摩方法同厥阴俞，以局部感觉酸胀、发热为佳。

（4）指掐神门：按摩时以双手处于酸痛状态为最佳，指掐约1分钟，至感觉酸胀为止，左右手交替进行。

（5）点按内关：左手拇指点按内关穴2分钟，以酸胀感向腕部和手发散为佳，左右手交替进行。

（6）点按少冲：可每日按压2~3次，每次20秒左右。如果突然心悸很厉害，可用牙齿稍稍用力咬小指刺激少冲穴，咬住期间，心悸会受到抑制。

2. 药膳养生

（1）党参红枣茶：

原料：党参20g，大枣10枚，陈皮10g。

制作过程：将党参、大枣、陈皮放入砂锅中，加清水煎煮，去渣取汁即成。

功效：补气健脾，养血安神。适用于心神不宁型心悸。

（2）糯米阿胶粥：

原料：阿胶30g，糯米60g。

制作过程：先将糯米煮粥，临熟时，将阿胶砸成碎末，放入粥内搅匀即可。

功效：养血和胃，止血润燥。适用于心血不足型心悸。

（3）其他养生食疗方法：

服用或煮粥时加入以下中药做成食疗粥，可以起到预防和缓解心悸的保健作用。

1）龙眼肉：可用龙眼肉泡茶喝，或煮粥食用，它具有益心脾、补气血、安心神的功效。

2）大枣：可用水煎服，或嚼食，或用煮粥食。大枣是一种天然的补血剂，对各种贫血、体质虚弱的心悸最为适宜。

3）柏子仁：养心安神，可用10~15g，稍捣烂，煮粥服，可加少许蜂蜜作早、晚餐服食。

4）百合：选用新鲜百合 50～60g，或干百合 30g，煎水后加入适量冰糖食用。对体质虚弱、妇女围绝经期综合征、心脏神经症所致的心悸较为适合。

5）莲子：莲子粉、龙眼肉各 50g，冰糖少许，同米粥一起煮熟服用。

6）麦冬：煎水代茶饮，或配合沙参等量，一并煎汤饮用。此法适宜手足心发热或夜间盗汗之心悸患者常饮。

7）西洋参：单以西洋参片 5g 左右，泡茶常饮。

8）浮小麦：浮小麦 50g，大枣 10 枚，炙甘草 10g，一同煎水代茶饮。此法尤其适宜妇女体虚心悸，或心脏神经症导致的心悸不安者服用，可达到养心安神止心悸的效果。

三、注意事项

1. 做好情绪管理，注意调节情志，少生气，保持精神乐观。

2. 防止过度疲劳，适当注意休息。

3. 饮食有节，营养均衡，戒烟限酒，少食辛辣、油腻等刺激性食物。

4. 少喝浓茶、咖啡或其他含有咖啡因等饮品，少食巧克力。

5. 适当参加体育锻炼，以不觉劳累、不加重症状为度，避免剧烈活动。

6. 心悸患者应该定期体检，做常规心电图等检查；如果经过休息和自我调节，心悸症状没有改善甚至加重的，一定要去医院及时就诊。

第十节　水肿

一、临床表现

早上醒来后经常发现自己的面部、眼睑轻度浮肿，下肢有紧绷感，按之有凹陷；每次月经来潮前一周左右出现水肿等。水肿具体分为生理性水肿和病理性水肿两类。

1. 生理性水肿

（1）特发性水肿：习惯睡前喝很多水、久坐久站、饮食口味重、常常熬夜等人，早上醒来后经常发现自己的面部、眼睑会轻度浮肿，下肢有紧绷感，按之有凹陷，此为血液循环代谢能力差，体内多余的水无法排出而产生的膨胀浮肿。

（2）反应性水肿：夏天久坐不动，感觉自己肿了一大圈，此与夏天温度过高导致皮肤血管扩张有关。

（3）经前期水肿：有些女性月经期前10日左右会出现眼睑、手背、足踝甚至双下肢轻度水肿的表现，这与内分泌功能有关，只要排尿量增加，水肿自然消失。

（4）孕期水肿：胎儿压迫卜腔静脉导致双下肢水肿，胎儿出生后水肿就会慢慢消失。

2. 病理性水肿

（1）心源性水肿：主要由心力衰竭导致，伴有胸闷、气短、咳嗽、咳痰、不能平躺、下肢肿胀等症状。

（2）肾源性水肿：眼睑浮肿、面色苍白、血尿。

（3）肝源性水肿：一般从足踝开始水肿，最后蔓延到腹部。

（4）黏液性水肿：眼睑和四肢周围水肿，皮肤发凉、日间粗糙，但按之没有凹陷。

（5）营养不良性水肿：水肿伴消瘦、体重明显减轻。

二、保健方法

1. 穴位按摩

（1）穴位：脾俞、肾俞、水分、阴陵泉、三阴交。

（2）操作方法：令患者坐在床边，先做 5 次深呼吸，待身体完全放松后，每个穴位按揉 20～30 次，每次操作大概 10～15 分钟，可早、晚 2 次进行，刺激强度以局部有酸胀感为度。

2. 运动疗法

避免选择一些剧烈的运动，温和的有氧运动更有利于消除水肿，比如慢跑、瑜伽、健身气功、经络操、八段锦等，有氧运动有利于强身健体、调理脏腑气血、恢复代谢功能。

3. 药膳养生

（1）冬瓜鲤鱼汤：

原料：冬瓜 500g，鲤鱼 250g，砂仁 9g，补骨脂 9g，食盐少许。

制作过程：将砂仁和补骨脂用纱布包好，放入处理好的鲤鱼肚中，与洗干净的冬瓜放入锅中同煮，加食盐及水煮汤服用。

功效：温肾健脾，利水消肿。适用于慢性肾炎水肿，面肢浮肿，腹胀尿少。

（2）赤小豆薏苡仁汤：

原料：赤小豆 100g，薏苡仁 100g，白砂糖适量。

制作过程：将赤小豆、薏苡仁洗干净后浸泡半日，一起倒入煲内，加适量水，文火煮烂后加入适量白砂糖调味。

功效：利水消肿，清热解毒。适用于皮肤疮脓、尿黄的水肿者。

三、注意事项

1. 如果出现水肿，最好先咨询医生明确病因，排除重大疾病，积极治疗原发疾病，要遵医嘱，千万不能私自使用利尿药物。

2. 在水肿部位可以向着心脏方向采用轻柔的按摩手法，有利于消肿。

3. 饮食上避免重口味，控制盐分的摄取有助于预防水肿（每日食盐量为 3～4g）；同时也要少喝冷饮，冷饮容易伤脾胃。

4. 避免久坐、久站，最好 1～2 小时变换一下姿势，如抬抬脚，弯弯腰，多走动。

5. 调整生活作息，早睡早起不熬夜，长期睡眠不足或作息不规律容易导致新陈代谢变差从而发生水肿。

第十一节　便秘

一、临床表现

如果每周的排便次数少于 3 次，粪质干硬，排出困难；或虽然每日都能排便，但粪质干燥坚硬，排出困难；或粪质并不干硬，也有便意，但排出困难等，都是便秘的表现。

二、保健方法

1. 穴位按摩

（1）穴位：支沟、天枢、足三里、上巨虚、照海。

（2）操作方法：在选定穴位上用指腹用力按压穴位一下，然后以顺时针方向揉按三下，称为一按三揉。一按三揉为 1 次，每穴操作 50～100 次，按摩应用力均匀、柔和、有力、持久，每次操作以穴位感到酸胀或发热感为度。穴位按摩顺序从双侧支沟穴开始，依次天枢、足三里、上巨虚、照海；每日早、晚可以各按摩 1 次。

2. 耳穴按压

（1）耳穴：大肠、三焦、腹、肝、脾、肾。

（2）操作方法：耳穴可用棉签棒轻轻按压或通过王不留行籽压丸刺激，以局部发热胀痛能忍受为度；以上每穴操作 1~2 分钟，每日早、晚各按压 1 次。

3. 推拿方法

（1）部位：腹部。

（2）操作方法：患者平躺于床上，从右侧小腹开始，以脐为中心呈顺时针方向用手掌按摩腹部 20~30 次，手法要深透有力，感腹部灼热即可。

4. 药膳养生

（1）党参黑芝麻饮：

原料：党参 5g，黑芝麻 15g，白糖适量。

制作过程：党参煎水备用，黑芝麻磨粉后用党参水冲调，放入白糖，煮沸后即可，每日饮用 2 次。

功效：益气润肠。适用于数日不排便却无便意；或虽有便意却排便不畅，用力排便时感觉心悸气短；或便后疲乏。

（2）柏子仁粥：

原料：柏子仁 15g，粳米 100g，蜂蜜适量。

制作过程：柏子仁去尽皮壳，捣烂，与粳米同入砂锅内，加水煮粥，待粥将熟时，兑入蜂蜜，稍煮沸 1~2 分钟食用，不得久煮，防止有效成分挥发，早餐时服用 1 次。

功效：养心安神，滋补强壮。适用于老年性便秘或习惯性便秘，伴有心悸、失眠、健忘等症。

（3）麻仁栗子糕：

原料：芝麻仁少量，火麻仁少量，栗子粉、玉米粉、红糖适量。

制作过程：芝麻仁炒香，火麻仁磨粉，将两味拌匀，再加入栗子粉、玉米粉、红糖，用水和匀，揉成团块，蒸熟即可，早、晚餐加热食用。

功效：益气健脾，补肾润肠。对排便困难、便后乏力以及神疲懒言者尤佳。

三、注意事项

1. 在进行穴位按压时，保持全身肌肉放松，呼吸均匀；穴位的顺序可先上后下，先左后右；操作时用力要均匀、柔和、持久，禁止使用暴力；皮肤破损的部位禁止穴位按压。

2. 注意饮食宜忌：宜多喝水，成年人应保证每日饮水量在1 500～2 000ml；多食用富含纤维素的果蔬杂粮，如西梅、猕猴桃、火龙果、海带、木耳、萝卜、红薯、糙米、燕麦、豆类等，避免食用过多肉类、精细主食和辛辣油腻的食物。

3. 注意养成定时排便的习惯，当有便意时要及时排便，长期憋便会使粪便在肠道中的停留时间过长，水分被重吸收，导致大便干燥，排出困难。

4. 适当增加体育锻炼以促进肠道蠕动，避免久坐久卧。

5. 保持心情舒畅，焦虑、抑郁等不良情绪可能引起或加重便秘。

6. 未经医生指导，勿擅自使用各类泻药、草药茶或偏方等，轻则无效、腹泻或形成药物依赖，重则可能导致脱水、水电解质紊乱，结肠黑变病，甚至器官衰竭等不良后果。

7. 注意当年龄大于50岁，有家族性息肉病或结直肠癌家族史，出现明显消瘦和便血（非痔疮或肛裂引起）等症状时，应及时到医院肛肠科进行系统检查，如直肠指诊和肛肠镜检查等，以明确病因。

第十二节　大便干稀不调

一、临床表现

饮食不适或是情绪激动、心情抑郁、压力过大等会出现大便干稀不调，即大便有时干燥、有时稀溏，或开始大便干燥、后面稀溏，此为脾胃功能紊乱的表现。

二、保健方法

1. 穴位按摩

（1）穴位：天枢、足三里、脾俞、胃俞、大肠俞、内关、太冲、耳穴（脾、胃、肝、大肠、直肠、交感）。

（2）操作方法：对上述穴位先后用按揉法、捏法，用力应均匀、柔和、有力、持久，强度以患者局部有酸胀感为度。每次操作 15 分钟，每日 2 次，上、下午各 1 次。

2. 推拿方法

（1）部位：下腹部、神阙、天枢、关元、气海。

（2）操作方法：摩法或揉法，顺时针方向按揉 20 ~ 30 次，腹部手法应深透有力，以患者感到腹部灼热为度。

3. 药膳养生

（1）二花理气茶：

原料：月季花 20g，玫瑰花 30g，红茶 6g。

制作过程：三味用沸水冲泡 10 分钟，适寒温，每次服用 200 ~ 300ml。

功效：疏肝解郁，理气和血。适用于肝气郁滞、情绪不舒等症。

（2）佛手山药粥：

原料：佛手 20g，山药 30g，扁豆 20g，麦芽 20g，白糖适量。

制作过程：佛手水煎取汁，纳入山药、扁豆及麦芽，煮为稀粥，煮熟后加白糖适量食用。

功效：疏肝和胃，健脾化湿。适用于消化不良、嗳气、大便干稀不调等症。

（3）党参怀山炖老鸭：

原料：鸭肉 300g，怀山药 30g，党参 15g，生姜 10g，食盐适量。

制作过程：鸭肉、怀山药、党参、生姜和适量食盐、水煮熟食用。

功效：补气益脾。适用于肠胃虚弱、食欲不振、大便溏稀、身体瘦弱等症。

（4）薏米莲子百合粥：

原料：薏苡仁 30g，莲子 20g，百合 20g，大米适量，红糖或蜂蜜适量。

制作过程：薏米、莲子、百合先煮烂，再与大米同煮，用适量红糖或蜂蜜调味。

功效：健脾祛湿，润肺止泻，健肤美容。适用于肠胃虚弱、大便溏稀等症。

三、注意事项

1. 饮食节制，定时定量；宜食清淡、易于消化的食物；忌辛辣炙煿、肥甘厚味，如烈性酒、咖啡、芥末等。

2. 应调畅情志，消除紧张情绪，保持心情舒畅；练一练"太极拳""五禽戏"，不仅强身健体，也可舒缓情志。

3. 加强锻炼，劳逸结合，作息规律，切勿贪凉饮冷。

4. 大便干稀不调时间较长，应及时到医院消化内科进行系统检查，明确是否患有结肠炎、结肠息肉等疾病。

第十三节　大便黏腻

一、临床表现

大便黏腻是指大便比较黏稠，不易冲净，一般可伴有排便不通畅或者排便不尽感觉的一种症状。其主要与饮食不节有关，如喜食肥甘厚腻、过食辛辣、过量饮酒等，均可出现大便黏腻或者排出不畅的情况。

二、保健方法

1. 穴位按摩

（1）穴位：天枢、上巨虚、合谷、支沟、阴陵泉、耳穴（大肠、直肠、肝、交感、皮质下）。

（2）操作方法：先后用按揉法、捏法进行按摩，用力应均匀、柔和、有力、持久，强度以患者感到局部酸胀为度。每次操作 15 分钟，每日 2 次，上、下午各 1 次。

2. 推拿方法

（1）穴位：天枢、气海、关元、章门。

（2）操作方法：操作者立于患者左侧，用按法或揉法在上述部位按揉 20～30 次，腹部手法要深透有力，以患者自感腹部灼热为度。

3. 药膳养生

（1）清热祛湿粥：

原料：赤小豆 30g，白扁豆 30g，薏苡仁 30g，山药 30g，食盐适量。

制作过程：上述食材放入锅中，加适量水，熬制成粥，食盐调味，温热服食。

功效：健脾清热祛湿。适用于便秘、小便不利等症。

（2）金针冬瓜汤：

原料：金针菇 50g，冬瓜 100g，食盐适量。

制作过程：将金针菇浸泡 30 分钟，冬瓜切丝备用，上述食材放入水中，大火煮开，起锅前放适量食盐调味即可食用。

功效：清热利湿，消食和中。适用于大便黏腻、排便不尽等症。

（3）苋粥：

原料：新鲜紫苋菜 100g，粳米 100g。

制作过程：将上述食材熬制成粥，每日 2 次，早、晚服食。

功效：清肝泻火，健脾祛湿。适用于大便黏腻等症。

三、注意事项

1. 注意饮食宜忌，避免辛辣刺激、油腻生冷的食物，饮食宜清淡，适当增加蔬菜、水果及粗纤维食物的摄入。

2. 宜规律作息，睡前可适当揉按腹部，同时宜养成定时排便的习惯。

3. 不宜久坐，应坚持锻炼，保持良好情绪，注意劳逸结合。

4. 若大便黏腻的症状日久，并伴排便次数、便量、便质、便色等异常，应及时到医院就诊，明确是否患有肠易激综合征（便秘型）、肠道息肉等疾病，以便后续治疗。

第十四节　肥胖

肥胖（视频）

一、临床表现

肥胖度 =（实际体重 – 标准体重）÷ 标准体重 ×100%，其中：

成年人标准体重（kg）= [身高（cm）– 100）] × 0.9

儿童标准体重（kg）= 年龄 ×2+8

肥胖度超过 10%，称之为超重；超过 20%，则为肥胖。肥胖可伴有头晕、乏力症状或稍动则气短，但需要注意的是，运动员或体力劳动者因肌肉发达导致体重超标不属于肥胖。

二、保健方法

1. 穴位按摩

（1）穴位：中脘、气海、天枢、带脉、足三里。

（2）操作方法：平躺或身体坐立，先后用按揉法、捏法进行按摩，用力应均匀、柔和、有力、持久，强度以局部有酸胀感为度。每次操作 15 分钟，每日 2 次，上、下午各 1 次。

2. 推拿方法

（1）部位：腹部、四肢、神阙、关元、气海、曲池、太溪。

（2）操作方法：采用摩法或揉法，以顺时针方向在腹部、神阙、关元及气海施以上述手法 20～30 次，腹部手法要深透有力，感觉腹部灼热即可；揉捏四肢，按压曲池、太溪，强度以有酸胀感为宜。

3. 药膳养生

（1）山药冬瓜汤：

原料：山药 100g，冬瓜 100g，食盐适量。

制作过程：将上述食材放置锅中，慢火煲 30 分钟，调味后即可饮用。

功效：健脾利湿。适用于肥胖、舌苔白腻且有困倦乏力表现的人。

（2）芡实莲子薏仁汤：

原料：芡实 30g，莲子 30g，薏苡仁 15g，陈皮 10g，排骨 200g。

制作过程：将芡实、莲子、薏苡仁放在清水中浸泡，然后把剁成小块的排骨焯水，把上述食材全部倒进砂锅中，大火煮开，其后小火炖 2 小时，即可食用。

功效：健脾利湿。适用于神疲乏力、头身困重的肥胖者。

三、注意事项

1. 肥胖人群与日俱增，本病重在预防，应从儿童预防做起。

2. 忌食肥甘厚味、辛香燥烈等高热量饮食，宜低糖、低脂、低盐、高蛋白饮食，多食蔬菜、水果等富含纤维、维生素的食物，养成良好的饮食习惯。

3. 坚持体育锻炼，增强有氧运动。

第十五节 甲状腺功能减退症

一、临床表现

甲状腺功能减退症（简称：甲减），为甲状腺激素合成、分泌或生物效能不足所导致的一组内分泌疾病，常表现为心慌、气短、乏力、腹胀、食欲降低、怕冷、水肿等症状。

二、保健方法

1. 推拿方法

（1）部位：夹脊。

（2）操作方法：俯卧于床上，操作者立于左侧，采用捏脊法，双手半握成空拳状，拇指和食指捏住两侧脊柱两侧皮肤，两手拇指交替前按，从下往上，两手配合，捏提捻动前行，重复2～3次。

2. 药膳养生

（1）人参茯苓茶：

原料：人参12g，茯苓9g。

制作流程：上述药材浸泡半小时后，开水泡服，每日300～500ml。

功效：益气健脾，淡渗利湿。对于周身乏力、水肿明显者尤佳。

（2）薏米大枣粥：

原料：薏苡仁30g，大枣15枚，大米适量。

制作流程：上述食材都放在锅中熬制成粥，每日1～2次。

功效：滋补脾胃，健脾渗湿，调和气血。对乏力，气短，面色无华者尤佳。

三、注意事项

1. 注意饮食宜忌，避免辛辣刺激性食物，忌烟酒和咖啡等。

2. 注意劳逸结合，保持心情舒畅，作息规律。避免过度劳累和持续的精神紧张。

3. 不可用膳食推拿等疗法代替药物治疗。

4. 规律服用补充甲状腺素的药物，遵从医嘱。

5. 定期复查甲状腺功能，以及时调整药物服用剂量。

第十六节　甲状腺功能亢进症

甲状腺功能亢进症（视频）

一、临床表现

甲状腺功能亢进症（简称：甲亢），分为原发性甲亢和继发性甲亢，常表现为情绪急躁易怒、进食增多、体重减轻，时常心跳加快、出汗，同时还可能伴有眼球向前突、脖子肿大等，女性多伴有月经不调，男性则易出现阳痿。

二、保健方法

1. 穴位按摩

（1）穴位：三阴交、神门、太冲。

（2）操作方法：在上述穴位先后用按揉法、捏法进行按摩，用力应均匀、柔和、有力、持久，强度以患者局部有酸胀感为度。每次操作15分钟，每日2次，上、下午各1次。

2. 药膳养生

（1）玫瑰花茶：

原料：玫瑰花3g，大枣3枚，龙眼肉4颗。

制作流程：将玫瑰花、大枣、龙眼肉洗净，大枣一分为二，加入300ml沸水，待水温下降之后，即可饮用。可代茶饮。

功效：改善紧张情绪、疏肝解郁，镇静、安抚、抗忧郁，舒缓神经紧张和压力。

（2）百合石斛大枣粥：

原料：石斛30g，百合40g，大枣15枚，大米适量。

制作流程：上述食材都放在锅中熬制成粥。每日2次服食。

功效：滋阴清热润燥。对燥热出汗者尤佳。

三、注意事项

1. 注意饮食宜忌，避免辛辣刺激性食物，忌烟酒、咖啡和浓茶，减少含碘食物的摄入。

2. 注意精神因素，保持良好的心态，及时释放伤心、郁闷的消极情绪，学会控制自己的情绪，避免较大的波动，最好能保持良好、和谐的人际关系，让自己的心情尽量处于愉悦之中。

3. 注意劳逸结合，注意休息，保持心情舒畅，作息规律。

4. 如果出现甲亢的症状，应及时到医院内分泌科进行系统诊治，在平时也要自己定期测量脉搏、体重，同时还要注意保护眼睛，切记谨遵医嘱，定期复诊，不擅自调整药物，甚至停药。

第十七节　尿失禁

一、临床表现

日常生活中，如果在咳嗽、打喷嚏、大哭等时，或者在没有其他诱因的情况下站立、行走、活动、坐位时，出现小便不能控制的排出、漏出（俗称"尿裤子"）的现象，就是尿失禁。

二、保健方法

1. 穴位按摩

（1）穴位：足三里、关元、中极、曲骨、肾俞、耳穴（肾、膀胱、尿道、脾、缘中）。

（2）操作方法：先取仰卧位，再取俯卧位，操作者在上述穴位上，先后用按揉法、捏法进行按摩，用力应均匀、柔和、有力、持久，强度以局部有酸胀感为度；腹部穴位按摩时，以腹部有温热感为度。每次操作15分钟，每日2次，上、下午各1次。

2. 艾灸

（1）穴位：神阙、气海、关元、中极、百会。

（2）操作方法：平躺在床上，将艾条燃着的一端与上述穴位的皮肤保持2~3cm的距离，使腹部有温热而无灼痛感；灸百会时，要避免烧灼头发，每个穴位灸20分钟，每日1次，连续治疗4周（艾灸时，应在穴位处垫一块纱布，避免艾灰脱落灼伤皮肤）。

3. 刮痧疗法

（1）部位：腰部督脉、膀胱经、八髎穴。

（2）操作方法：取俯卧位，从腰部督脉、膀胱经到八髎穴均涂抹刮痧油，单手持刮痧板，从上到下刮，用力均匀、适度，由轻到重，以患者能耐受为度，重复刮拭动作，直至出痧为止（可出现紫红色或暗红色斑点）；每周 1 次，每次约 10 分钟，可持续 2～3 个月（一般 2～3 日后痧可自行消退）。

4. 药膳养生

（1）黄芪螵蛸粥：

原料：黄芪 15g，龙骨 20g，牡蛎 20g，桑螵蛸 8 个，粳米适量，白糖适量。

制作过程：将桑螵蛸烘焙干，研成粉末，其余药物洗净；锅内加入 1 000ml 水，大火煮开后，过滤掉药渣，加入适量粳米同煮；待米熟后可加入适量白糖调味，并加入桑螵蛸粉，每日可食用 1 次。

功效：补气，温阳缩尿。对全身乏力、怕冷、食欲不佳、小便清者尤佳。

（2）补骨脂芡实粥：

原料：补骨脂 20g，芡实 20g，大枣 10 枚，粳米适量。

制作过程：先将补骨脂洗净；锅内加水 500ml，煮开后，去除药渣；用药水煮芡实、大枣和粳米；待芡实煮熟后，加入适量白糖食用，早、晚各 1 次。

功效：滋补脾肾，缩尿。适用于体虚乏力、小便次数多等症状者。

三、注意事项

1. 注意饮食宜忌。避免辛辣刺激性食物，饮食宜清淡、易消化；多食粗纤维食物，降低大便困难和尿失禁的风险；尽量少喝咖啡、茶等具有利尿作用的饮料。

2. 注意功能锻炼。平时进行合理适当的功能锻炼，加强骨盆肌肉的锻炼，如每 2 小时练习肛门收缩 10～20 次，每次持续

3秒以上。

3. 注意情绪及生活变化。保持心情舒畅，避免精神紧张及经常熬夜等。

4. 戒烟酒。吸烟可增加咳嗽的风险，且吸烟和饮酒均会增加膀胱癌等疾病的风险。

5. 适当体育锻炼，控制体重，避免因肥胖导致的尿失禁。

6. 若出现尿失禁，要及时更换内裤，清洗外阴等，避免因湿衣服导致局部皮疹或尿路感染的情况。

7. 如果经常出现小便不能控制的情况，建议及时到医院就诊，完善相关检查，排除自身先天发育及恶性病变的可能。

第十八节　贫血

一、临床表现

红色是血液的底色，面色红润是代表血液充沛，当面部、眼睑及嘴唇等变白的时候，就需要警惕是否贫血了，贫血严重者甚至出现头晕、乏力、困倦、健忘等表现。由于女性需要经历月经胎产，因此女性贫血的风险远远高于男性。一旦出现贫血，应到正规医院就诊。

二、保健方法

1. 穴位按摩

（1）穴位：血海、风池、关元、合谷、足三里。

（2）操作方法：摩法或揉法，按揉上述穴位，感觉腹部灼热即可。

2. 中药养生

（1）龙眼肉：龙眼肉含丰富的铁和蛋白质等，且含有能被人体直接吸收的葡萄糖，体弱贫血，年老体衰，久病体虚，经常吃些龙眼肉很有补益；本品含铁量也比较高，可在提高热能、补充营养的同时促进血红蛋白再生，从而达到补血的效果。

（2）枸杞子：枸杞子性平，味甘，含有丰富的维生素和胡萝卜素，具有补血养肝、益精明目、壮筋骨、除腰痛、久服益寿延年等功用。

（3）桑椹：桑椹有补肝、益肾、滋阴的功效，被称为"民间圣果"。桑椹滋阴补血，生津，润肠，可用于久病体虚、肝肾阴亏、腰膝酸软、目暗耳鸣。

（4）黄精：补气养阴，健脾，润肺，益肾。适用于阴虚劳嗽，肺燥咳嗽，脾虚乏力，食少口干，消渴，肾亏腰膝酸软，阳痿遗精，耳鸣目暗，须发早白等。

3. 药膳养生

（1）枣参丸：

原料：大枣10枚，人参3g。

制作流程：大枣蒸软去核后，加人参，同蒸至烂熟，捣匀为丸，分1~2次服用。

功效：益气养血。适用于心脾两虚、气血双亏等。

（2）荔枝红枣汤：

原料：荔枝干15g，大枣30g。

制作流程：加水煎汤服。

功效：滋阴养血，改善脸色苍白、乏力等。

（3）龙眼枸杞粥：

原料：龙眼肉15g，枸杞子15g，黑米50g，粳米50g。

制作流程：将龙眼肉、枸杞子、黑米、粳米分别洗净，同入锅，加水适量，大火煮沸后改小火煨煮，至米烂汤稠即可。

功效：益气补虚，养肝益血，补血生血。

三、注意事项

1. 严重者及时就医，查明贫血原因。

2. 注意休息，避免剧烈运动。

3. 不建议献血。另外，如女性月经量过大导致贫血，需进行相关治疗。

4. 慎重服药，咨询医生，自行购药需谨慎。

第十九节　呕吐

一、临床表现

呕吐几乎每个人都经历过，五脏六腑翻江倒海，喉咙恶心，随之而来胃或小肠内容物不由自主上涌从口腔吐出；呕吐是身体的一种保护机制，有助于将身体内有害物质及时排出体外，但剧烈呕吐或者频繁呕吐会引起身体体液功能紊乱、消瘦、脱水等，因此需要加以预防。

二、保健方法

1. 穴位按摩

（1）穴位：合谷、天枢、巨阙、神阙、内关、耳穴（贲门、胃、枕、皮质下、神门）。

（2）操作方法：双手交替按压合谷穴 3 ~ 5 分钟，用按揉法进行，以感觉局部酸胀为度；患者仰卧于床上，操作者在双侧天

枢或者巨阙穴位上，分别将两手食指、中指、环指（无名指）并
拢，指压到腹部的脂肪轻度凹陷程度，先后用按揉法、捏法进行
按摩，用力应均匀、柔和、有力、持久，强度以局部有酸胀感为
度。每次操作 15 分钟，每日 2 次，上、下午各 1 次。

2. 药膳养生

（1）藿香生姜粥：

原料：藿香 9g，粳米 50g，鲜生姜 15g。

制作流程：粳米洗净，加生姜片煮至黏稠，加入煎好的藿香
汁即可。

功效：祛湿止呕，温补脾胃。可治疗夏季感冒引起的呕吐等。

（2）羊肚汤：

原料：羊肚半只，鲜姜片 50g。

制作流程：羊肚去脂膜，开水焯过后切丝，慢火煨汤，快熟
时加鲜姜片，再煮 10 分钟即可。

功效：温胃散寒止呕。适用于脾胃虚寒引起的呕吐等。

（3）生姜红糖水：

原料：生姜 5 片，醋 20ml，红糖 50g。

制作流程：生姜、醋、红糖，用沸水冲泡 15 分钟，分多次
饮用。

功效：温阳益气。适用于脾胃虚寒引起的呕吐。

三、注意事项

1. 养成良好的饮食习惯，饮食清淡、卫生、易消化，忌生
冷、过甜、油腻、辛辣、变质腐秽食物等，忌暴饮暴食。

2. 保持乐观态度及良好的心情、避免精神刺激。

3. 适当体育锻炼，提高身体免疫力。

4. 如果卧床者出现呕吐时，应协助卧床者侧卧位，两膝稍

弯曲，或仰卧位，头侧向一边，以免呕吐物吸入气管而发生窒息或引起吸入性肺炎。

5. 呕吐后少量多次喝水，以免胃液灼伤食管。

6. 若频繁呕吐伴有腹痛、腹泻，或出现喷射状呕吐伴有头痛、发热等症状，应立刻去医院就医。

第二十节　呃逆

一、临床表现

呃逆是指喉中声音"呃呃"作响，尖锐而急促，难以控制，气从喉间发出，同时伴有躯干震动和耸肩的一种病证。呃逆多由膈肌痉挛引起，俗称"打嗝"。

二、保健方法

1. 穴位按摩

（1）穴位：攒竹、膈俞、足三里、少商、内关、中脘、耳穴（交感、神门、皮质下、肝、胃）。

（2）操作方法：

1）用拇指指端按揉攒竹、膈俞、足三里、少商等穴位30～50次，使患者局部酸胀即可。

2）耳穴：取坐位，选用耳穴压豆胶布，将胶布内王不留行籽对准选用的耳穴上，双手按揉，使局部产生酸胀感。每日3～5次，每次1～2分钟，胶布可留置3～7日。

2. 推拿方法

（1）部位：缺盆、膻中、上腹部。

（2）操作方法：拇指指端按揉缺盆穴约 1 分钟，以感觉酸胀为度；手掌在上腹部以顺时针方向摩腹，约 2 分钟，以腹部暖热为度；按揉膻中穴，约 1 分钟。

3. 药膳养生

（1）丁香橘皮饮：

原料：公丁香 3g，橘皮 10g。

制作过程：将公丁香和橘皮这两味药物放进保温杯子里，加入热水进行冲泡，之后加上盖子进行闷制半小时左右，代茶饮用，每日 1 剂。

功效：降逆和胃，理气宽中。适用于胃内胀气或情绪刺激导致腹胀呃逆者。

（2）生姜粳米粥：

原料：生姜 20g，粳米适量。

制作过程：生姜和粳米适量，煮粥。

功效：温中和胃。适用于胃中自觉寒凉的呃逆。

（3）芦根竹茹汤：

原料：芦根 50g，竹茹 30g。

制作过程：两味药水煎，去渣，每日分 2 次饮服。

功效：清热和胃止吐。适用于胃热呕哕、反胃、口渴、心烦等症。

三、注意事项

1. 平时要注意寒温适宜，保持乐观态度、心情愉悦。

2. 注意饮食调节，避免过度生冷、辛辣，进食后不宜行动急切或吹风受凉。多次发作者，进食易消化食物，粥面中可加入少量姜汁。

3. 吃饭时应尽量不说话，别吃得太快、太凉，少吃豆类等产气食物。

4. 若尝试多种方法后无效，或伴有其他疾病，应尽快向专业医生求助。

5. 大多数情况下，偶尔打嗝属于正常现象，不需要特殊治疗，若经常打嗝可能是某些疾病的信号，需要前往医院寻求专业人士的帮助。

第二十一节　反酸

一、临床表现

当饮食过凉、过烫、过甜、过辣时，可能会出现食物、液体上涌，从胃部到食管、口腔都出现火辣辣的感觉，即为反酸。

二、保健方法

1. 穴位按摩

（1）穴位：足三里、公孙、内关、耳穴（食管、脾、胃、肝、交感）。

（2）操作方法：用按揉法、捏法进行操作，按摩用力应均匀、柔和、有力、持久，强度以局部有酸胀感为度。每次操作15分钟，每日2次，上、下午各1次。

2. 推拿方法

（1）部位：上腹部、神阙、关元、气海。

（2）操作方法：平躺于床上，两手自然放在身体两旁，操作者立于左侧，用摩法或揉法，以顺时针方向在上腹部、神阙穴、关元穴及气海穴推拿20~30次，腹部手法要深透有力，感觉腹部灼热即可。

3. **药膳养生**

（1）佛手扁薏粥：

原料：佛手 10g，白扁豆 30g，薏苡仁 30g，山药 30g，猪肚汤适量，食盐适量。

制作过程：将佛手水煎取汁，去渣，纳入白扁豆、薏苡仁、山药及猪肚汤，煮为稀粥，略放食盐调味服食，每日 1 剂。

功效：泻热和胃。适用于胃脘灼热疼痛、口干口苦、心烦易怒等症。

（2）山药百合大枣粥：

原料：山药 90g，百合 40g，大枣 15 枚，薏苡仁 30g，大米适量。

制作过程：上述食材都放在锅中熬制成粥，每日 2 次服食。

功效：滋阴养胃，清热润燥。适用于胃脘隐痛、饥不欲食、口干咽燥者。

三、注意事项

1. 注意饮食宜忌，避免辛辣刺激性食物和饮食过饱，以免引起胃中压力增加。

2. 当胃灼热反酸时，可吃一些碱性食物，如苏打饼干、焦面饼等。

3. 注意劳逸结合，保持心情舒畅。

4. 如果反酸长时间不缓解甚至症状加重，应及时到医院消化内科进行系统检查，如进行胃镜检查、幽门螺杆菌检查、便隐血检查等，明确是否患有浅表性胃炎、肥厚性胃炎、反流性食管炎等，以便制定下一步的治疗方案。

第二十二节　消化不良

一、临床症状

如果每周有 3 日以上的时间出现上腹部疼痛或烧灼感、饭后出现上腹部饱胀不适或吃得很少就感觉很饱，并伴有打嗝、食欲不振、恶心或呕吐等症状，就属于胃肠道消化不良。

二、保健方法

1. 穴位按摩

（1）穴位：足三里、内关、中脘。

（2）操作方法：在选定穴位上用指腹用力按压一下，然后以顺时针方向揉三下，称"一按三揉"，一按三揉为 1 次，每穴操作 50～100 次，按摩用力应均匀、柔和、有力、持久，每次操作以穴位感到酸胀或发热为度，穴位按摩顺序依次为内关、中脘、足三里，每日早、晚各按摩 1 次。

2. 耳穴按压

（1）穴位：胃、肝、脾、神门、交感、皮质下。

（2）操作方法：用棉签棒轻轻按压或使用王不留行籽压丸刺激，以局部发热胀痛能忍受为度；以上每穴操作 1～2 分钟，每日早、晚各按压 1 次。

3. 艾灸方法

（1）穴位：神阙、天枢、中脘、关元、气海。

（2）操作方法：准备一个三孔长方形艾灸盒，将一根长艾条平均切成 3 段小艾条，分别将其一端点燃，插入灸盒上部的灸孔内；患者仰卧在床或沙发上，将长方形三孔灸盒第二孔正对肚脐放置，灸盒的长边与身体纵轴平行，覆盖中脘、神阙、气海和关元穴，灸盒的短边与身体水平轴平行，覆盖左右两侧天枢穴。若无灸盒，则患者仰卧于床上，操作者手持点燃的艾条对准穴位，在距皮肤 2～3cm 处进行艾灸。操作时间为 15～20 分钟，以皮肤潮红、感觉温热且无灼烧感为宜，每日 1 次。

4. 药膳养生

（1）白术猪肚粥：

原料：白术 30g，槟榔 10g，粳米 50g，猪肚 1 只，生姜 5g。

制作过程：先洗净猪肚，切成小块，同白术、槟榔、生姜一起煨炖，取汁，去渣，再用猪肚药汁煮粳米成粥，猪肚可蘸酱油、麻油佐餐。

功效：健脾和胃，消食化积。适用于脾虚胃弱所致的消化不良。

（2）山楂麦芽汤：

原料：生山楂 30g，炒麦芽 30g，红糖适量。

制作过程：将生山楂、炒麦芽加清水适量，煮沸后用文火煎 20 分钟，再加红糖即可。

功效：化积消食。适用于食肉过多引起的消化不良和食积引起的胃脘疼痛。

（3）佛手姜汤：

原料：佛手 10g，生姜 6g，白糖适量。

制作流程：用清水煮佛手、生姜 20 分钟，去渣，放入白糖即成。

功效：宽胸理气，和胃止呕。适用于肝胃不和引起的胸脘堵闷疼痛作胀、呕恶时作、长叹息、饮食不香等。

三、注意事项

1. 避免过甜、过咸、过凉、过烫以及辛辣油腻刺激性的食物，忌烟酒、咖啡和浓茶；进食不宜过快，应细嚼慢咽；餐前或餐后不宜立即饮用大量水或汤，以免冲淡胃酸影响食物消化；养成定时、定量用餐的习惯，让胃肠消化液的分泌形成规律，有助于食物的消化。

2. 注意胃部保暖。胃部受凉易发生胀气、打嗝等问题，注意给胃部防寒保暖。

3. 注意劳逸结合，保持心情舒畅，生活作息规律。

4. 如果消化不良的症状不缓解甚至加重，应及时到医院消化内科进行系统检查，如胃镜检查、幽门螺杆菌检查等，明确是否患有浅表性胃炎、反流性食管炎、胃及十二指肠溃疡等，以便制定下一步的治疗方案。

第二十三节　早饱

一、临床表现

日常生活中，如果经常暴饮暴食，嗜食生冷油腻、肥甘厚腻等，可能会出现"早饱"的症状。早饱表现为进食后不久即有饱感，导致摄入的食物明显减少，长此以往，常导致营养不良等一系列问题。

二、保健方法

1. 穴位按摩

（1）穴位：足三里、梁丘、内关、中脘。

（2）操作方法：患者仰卧于床上，操作者于上述穴位上，先后用按揉法、捏法进行按摩，用力应均匀、柔和、有力、持久，强度以局部有酸胀感为度。每次操作 15 分钟，每日 2 次，上、下午各 1 次。

2. 艾灸方法

（1）穴位：水分、建里、上脘。

（2）操作方法：将点燃的艾条，旋于施灸部位上，距离皮肤 3cm，平行往复左右移动、反复旋转，使皮肤有温热感而不至于灼痛，可每日灸 20～30 分钟。

3. 药膳养生

（1）山楂开胃粥：

原料：山楂 10g，陈皮 6g，粳米 60g。

制作流程：将山楂、陈皮、粳米按上述比例调配，煮为稀粥服食，每日 1 剂。

功效：开胃行气，消食行滞。适用于胃脘胀满，早饱，不思饮食等。

（2）养阴益胃粥：

原料：麦冬 10g，沙参 10g，山药 20g，粳米 80g，冰糖适量。

制作流程：将麦冬、沙参、山药、粳米按上述比例调配，加入适量冰糖，煮为稀粥服食，每日服用 240ml。

功效：滋阴养胃，清热润燥。对舌红苔少、口干咽燥、饥不欲食者尤佳。

（3）茯苓红豆汤：

原料：茯苓 15g，赤小豆 30g，薏苡仁 30g，白扁豆 10g，桔梗 4g。

制作流程：先取薏苡仁 30g，入锅中翻炒至焦香出，按上述比例入茯苓、赤小豆、白扁豆、桔梗，加水适量，熬煮 30 分钟。

功效：利水渗湿，健脾和胃。对舌胖苔腻、头身困重、大便黏腻者效果尤佳。

由于湿性重浊黏腻，病情常迁延难愈，病程较久，故本方所用药物均药性平和，不寒不热，宜久服。

（4）甘松陈皮茶：

原料：甘松4g，陈皮4g，党参1g，茶叶3g。

制作流程：取上述药材（手足冰凉、倦怠乏力属虚寒者取红茶；手足心热、潮热盗汗者取绿茶或乌龙茶）水煎代茶饮。

功效：经常饮用可以帮助消除早饱，促进消化，增强胃肠动力，达到开胃醒脾的效果。

三、注意事项

1. 注意饮食宜忌，避免生冷油腻的食物，忌烟酒以减少对胃动力的损伤。避免暴饮暴食，注意食用热食，忌生冷。生冷的食物会消耗脾阳，加重脾胃阳虚的症状，应当忌食、慎食。生冷的食物包括一切的水果，生的蔬菜。像水果沙拉、蔬菜沙拉，均在生冷食物的行列。

2. 注意劳逸结合，注意休息，适当运动，每日慢走半小时。保持心情舒畅，悲伤、愤怒等负面情绪会加重各种消化道的症状；而正面积极的情绪会缓解早饱的症状。

3. 注意规律作息，一日三餐按时吃饭，形成规律饮食。不可因早饱而过分追求少食多餐。

4. 如果早饱不缓解甚至症状加重，应及时到医院消化内科进行系统检查，如胃镜检查、幽门螺杆菌检查等，明确是否患有浅表性胃炎、肥厚性胃炎等，以便制定下一步的治疗方案。

第二十四节 胆结石

一、临床表现

胆结石是指胆道系统形成结石的一种疾病，发病部位包括胆囊、胆总管、肝内胆管，发病机制主要是由于各种原因导致胆汁内胆固醇与胆汁酸比例失调，进而造成结晶析出，最终形成胆结石。该病的大多数患者一般无明显自觉症状；部分有慢性炎症的患者可有右上腹慢性疼痛的表现；此外，当发生急性感染时，患者可出现腹痛、黄疸、高热等症状。

二、保健方法

1. 生活护理

（1）调整心态，积极豁达。

（2）多食米汤、稀粥、藕粉、豆浆等清淡的食品，多饮杏仁茶等饮品，以降低胆汁黏滞度，促进胆汁分泌和顺利排泄。

（3）应多食新鲜蔬菜水果及粗粮，以减少胆固醇的吸收利用；减少动物内脏、蛋黄等饱和脂肪和胆固醇的摄入，避免刺激胆囊收缩。

（4）应经常伸展四肢，有利于胆汁排泄。

2. 穴位按摩

（1）穴位：阳陵泉、胆囊穴、丘墟、太冲、期门。

（2）操作方法：先后用按揉法、捏法进行按摩，整个按摩过程用力应均匀、柔和，强度以患者局部有酸胀感为度。每次操作15分钟，每日2次，上、下午各1次。

3. 药膳养生

（1）桂花莲子羹：

原料：桂花（糖腌）3g，莲子50g，红糖15g。

制作过程：莲子剥皮去心，加适量水，小火慢炖约2小时至莲子成羹，再加入桂花、红糖，继续煮5分钟，可做早点或点心吃。

功效：温中散寒，补心益脾，暖胃止痛。适用于腹部冷痛的胆结石患者。

（2）冬笋豌豆苗羹：

原料：冬笋100g，豌豆苗100g，牛奶50ml，清水300ml，调味品适量。

制作过程：冬笋去皮，剁成碎末；豌豆苗洗净，入沸水中略烫捞出，凉水过凉后剁成末；将冬笋末和豆苗末放入碗中，加入食盐、姜汁、白糖拌匀备用；炒锅置大火上，加入牛奶、清水，烧沸后加拌好的冬笋末、豆苗末，调入胡椒粉，熟后用水淀粉勾薄芡，淋上香油即可。

功效：补肝利胆，祛淤化痰。适用于胆固醇高的胆结石患者。

（3）金钱草银花炖猪肉：

原料：金钱草200g，金银花150g，猪瘦肉1 000g，黄酒3匙。

制作过程：用药布包把金钱草、金银花包起来，和肉块放入锅里倒入适量水大火烧开，酌加黄酒再用小火慢炖3小时左右即可。

功效：补肝利胆排石，清热利湿。适用于腹痛、口苦、口黏的胆结石患者。

三、注意事项

1. 忌暴饮暴食，忌食生冷、辛辣、煎炸、油腻等食物，多喝水。

2. 缓解紧张情绪，减轻心理压力，避免熬夜。

3. 若病情加重，请立即就医。

第二十五节 肝纤维化

一、临床表现

早期的肝纤维化没有任何临床症状，随着各种因素损伤肝脏导致纤维化进一步发展，可能会出现疲乏、食欲减退、慢性消化不良、出血（鼻出血、牙龈出血、蜘蛛痣、皮肤黏膜出血）等症状，出现这些症状往往提示肝纤维化已经发展到了肝硬化的阶段，需要早发现，早干预。

二、保健方法

1. 穴位按摩

（1）穴位：足三里、关元、期门。

（2）操作方法：患者俯卧于床上，操作者在双侧或单个穴位上，先后用按揉法、捏法进行按摩，期门穴可以适当运用拍法，按摩用力应均匀、柔和、有力、持久，强度以局部有酸胀感为度。每次操作 15 分钟，每日 2 次，上、下午各 1 次。

2. 保健按摩法

（1）部位：双侧胸胁部。

（2）方法：双手抬起，肘关节屈曲，手掌尽量上提，以手掌根部着力于腋下，单方向自上而下推擦，用力要稳，由轻渐重。推进速度宜缓慢、均匀，动作有节律。反复推擦，每次操作 15 分钟，每日 2 次，上、下午各 1 次。

3. 药膳养生

（1）茵陈粥：

原料：茵陈 30～60g，粳米 50～100g，白糖适量。

制作流程：先将茵陈洗净，煎汁，去渣，入粳米后加水适量，待粥欲熟时，加入白糖适量，稍煮一二沸即可。

功效：清利湿热，健脾保肝。

（2）山药桂圆炖甲鱼：

原料：山药片 30g，龙眼肉 20g，甲鱼 1 只，鸡清汤1 000g，食盐、料酒、葱、姜、花椒适量。

制作流程：①将活甲鱼宰杀，沥净血水，去头及内脏，洗净，放入沸水中烫 3～5 分钟，刮去裙边上黑膜，除腥味，剁去爪和尾，去背板、腹壳，切块备用。②将甲鱼肉放入蒸盆中，加入山药片、龙眼肉、食盐、料酒、花椒、姜、葱、鸡清汤，上笼蒸 1 小时，取出后趁热吃肉喝汤。

功效：滋阴潜阳，散结消癥，补阴虚，清血热。

（3）桂圆酸枣仁茶：

原料：取龙眼肉 3g，酸枣仁 2g。

制作流程：将龙眼肉、酸枣仁一同放入杯中，在杯中加入适量沸水冲泡。静置 10 分钟后温饮即可。

功效：安神，养肝，镇静安眠。

三、注意事项

1. 定期检查，慢性肝病患者一定要积极治疗原发疾病，定期复查肝功能，也可做进一步检查，尽量做到早发现，早干预。

2. 肝病的饮食保健法可以借助高蛋白、高热量的饮食来提高受伤肝脏的再生能力。特别注意禁止饮酒或饮用酒精性饮料，多摄取高热量、高蛋白、维生素丰富且容易消化的食物。

3. 肝病患者运动量要适量，采取小运动量的方法。运动时脉搏每分钟宜超过 100 次，运动时间不要长，应在疲劳出现前结束锻炼。

4. 保持调适心情，不同程度的恐惧、紧张、急躁、悲观心理不利于药物发挥疗效和病情恢复，所以要以一种平和的心态来正确看待肝纤维化。

第二十六节　肝硬化

一、临床表现

肝硬化代偿期通常症状不明显，亦不典型，如乏力、食欲不振等，当病情进展至肝硬化失代偿期时，会出现症状，如黄疸（脸黄、眼黄、小便黄）、口苦、恶心、腹胀、腹泻、皮下出血点等。

二、保健方法

1. 穴位按摩

（1）穴位：太冲、肝俞、期门、三焦俞。

（2）操作方法：患者俯卧于床上，操作者在双侧穴位上，先后用按揉法、捏法进行按摩，用力应均匀、柔和、有力、持久，强度以局部有酸胀感为度。每次操作 15 分钟，每日 2 次，上、下午各 1 次。

2. 艾灸

（1）穴位：足三里、丰隆、天枢。

（2）操作方法：将艾条燃着一端，在所选定穴位上空熏灸。感觉局部温热舒适而不灼烫，即固定不动（一般距皮肤约 3cm），以施灸部位出现红晕为度。每次灸 10～15 分钟，每日 1～2 次。

3. 药膳养生

（1）鲤鱼苡米大蒜粥：

原料：鲤鱼 250g，薏苡仁 30g，大蒜 20g，大米 100g。

制作流程：将上述 4 味食材都放在锅中加水煮成粥。

功效：清热利湿。对面色萎黄、纳呆、恶心呕吐、小便短少者尤佳。

（2）鲤鱼椒茴汤：

原料：鲤鱼 500g，胡椒、小茴香、葱、姜适量。

制作流程：将上述 5 味食材都放在锅中加水，煎汤服。

功效：清热利湿。对面色苍白或晦暗、肢冷畏寒、便溏、身倦无力者尤佳。

三、注意事项

1. 定期体检，早发现原发性肝病，积极对因治疗，并定期复查。

2. 适当活动，以不感疲乏为宜，避免劳累，避免受凉，保持心情愉悦。

3. 饮食应富于营养，易于消化吸收，一般以高热量、高蛋白质、维生素丰富而可口的食物为宜。肝功损害严重或血氨偏高有发生肝性脑病倾向者应暂时限制蛋白质的摄入。

4. 避免接触和进食对肝脏有损害的毒性物质，如酒精、某些药物及化学品等。

5. 保持大便通畅，排便时不要过度用力，避免腹压过高而引起肝门静脉出血。

6. 严格自我监测，如出现发热、腹围增大、吐血、黑便或精神状态的改变，应及时去医院就诊。

7. 避免进食过烫、粗糙及尖锐性食物。

第二十七节 酒精性肝病

一、临床表现

酒精性肝病，又称酒精肝，顾名思义就是因为长期大量饮酒导致的肝脏损伤，可表现为酒量下降、间断右上腹不适、食欲变差、疲劳感或体重下降等症状。

二、保健方法

1. 穴位按摩

（1）穴位：足三里、太冲、丰隆、三阴交。

（2）操作方法：使用按揉法，用力应均匀、柔和、有力、持久，强度以局部有酸胀感为度。每次 15 分钟，每日 2 次，早、晚各 1 次。

2. 药膳养生

（1）玉米须冬葵子赤小豆汤：

原料：玉米须 60g，冬葵子 15g，赤小豆 100g，白糖适量。

制作过程：将玉米须、冬葵子煎水取汁，入赤小豆煮成汤，加白糖调味。分 2 次服，食豆饮汤。

功效：利水消肿降脂。

（2）红花山楂橘皮饮：

原料：红花 10g，山楂 50g，橘皮 12g。

制作过程：将上述 3 味食材都放在锅中加水煎煮取汁，分 2 ~ 3 次饮服。

功效：开胃益气降脂。

（3）当归郁金楂橘饮：

原料：当归 12g，郁金 12g，山楂 25g，橘饼 25g。

制作流程：上述 4 味食材都放在锅中加水煎煮取汁，分 2 ～ 3 次饮服。

功效：降脂解毒。

三、注意事项

1. 戒酒，保持合理及均衡的饮食习惯。

2. 起居规律，保证充足的睡眠，适当运动，如慢跑或者散步等。

3. 保持良好的心态，长期饮酒者应定期体检。

第二十八节　脂肪肝

一、临床表现

脂肪肝是指由各种原因引起的肝细胞内脂肪堆积过多的病变；早期脂肪肝可无明显临床症状，往往在体检时发现。随着病程的进展，可出现食欲减退、乏力、厌油腻、恶心呕吐、胃不舒服等症状。重度脂肪肝患者不加以治疗往往会进展为肝硬化，此时常有肝区闷胀不适或疼痛、肝大等现象。

二、保健方法

1. 穴位按摩

（1）穴位：足三里、内关、丰隆、关元、中脘、三阴交。

（2）操作方法：患者俯卧于床上，操作者在上述穴位上，先后用按揉法、捏法进行按摩，用力应均匀、柔和、有力、持久，强度以局部有酸胀感为度。每次操作15分钟，每日2次，上、下午各1次。

2. 药膳养生

（1）山药银耳羹：

原料：山药200g，银耳50g，枸杞子15g，花生米20g，淀粉适量。

制作流程：上述食材都放在锅中熬制成羹，每日2次服食。

功效：滋养肝肾，镇静明目。适用于高血压、糖尿病等引起的脂肪肝。

（2）莲子山药粥：

原料：莲子50g，枸杞子10g，粳米适量。

制作流程：上述食材都放在锅中熬制成粥，每日2次服食。

功效：健脾补肾，和胃降脂。适用于脾肾虚弱的脂肪肝患者。

三、注意事项

1. 平时应多注意运动。

2. 注意调节情绪，少熬夜、少饮酒等。

3. 注意膳食结构，平时多食用燕麦、玉米、牛奶、大蒜、海带、苹果、甘薯、洋葱、无花果、胡萝卜等食物，利于防治脂肪肝。

第二十九节　原发性高血压

耳穴按摩操调理高血压（视频）

一、临床表现

　　很多高血压患者早期没有任何症状，偶尔体检时发现血压升高，个别患者可突然发生脑出血，才被发现高血压。有些早期高血压患者可表现头痛、头晕、耳鸣、心悸、眼花、注意力不集中、记忆力减退等。晚期的高血压患者会有靶器官损害的表现，如心功能不全、肾功能不全、短暂性脑缺血发作或脑卒中（中风）、视网膜病变等。

二、保健方法

1. 穴位按摩

　　（1）穴位：太冲、合谷、曲池、风池、印堂、太溪、丰隆、足三里、内关、耳穴［降压沟（耳背沟）］。

　　（2）操作方法：按揉太冲、合谷、曲池、风池、印堂、太溪、丰隆、足三里、内关，用力应均匀、柔和、有力、持久，强度以局部有酸胀感为度。每次 15 分钟，每日 2 次，早、晚各 1 次。双手中指推降压沟，两指缓慢用力，推 2 分钟。

2. 食疗养生

　　（1）蔬菜类：如洋葱、大蒜、芹菜、花生、黑木耳、芦笋、茄子、海带、西红柿、冬瓜、黄瓜、香菇、紫菜、荠菜、苦瓜、菠菜、茼蒿、绿豆、山药等。

（2）水果类：如苹果、梨、猕猴桃、葡萄、香蕉、西瓜、柿子、荸荠、猕猴桃、山楂等。

（3）饮料类：如山楂茶、绞股蓝茶、白菊花茶、绿茶、枸杞茶、苦丁茶、绿豆汤、银耳汤等。

（4）常用食谱：包括陈醋花生、腌大蒜、素炒洋葱、陈皮山楂鲤鱼汤、山楂木耳冬瓜汤等。

三、注意事项

1. 合理膳食，做到"一定二戒三低四足量"。一定：三餐要定时、定量，不要早一餐迟一餐，也不要饱一餐饿一餐。二戒：戒烟、戒酒。三低：低盐、低脂、低胆固醇。四足量：钾、钙、镁、维生素的摄入要充足，可多食用如豆类、香菇、水果、牛奶等。

2. 运动要做到"三适当"，即在适当的时间，在适当的地点，做适当的运动。减轻、控制体重，少吃多动，作息规则。

3. 做到"三不三多一平和"。三不：不气、不急、不攀比。三多：多说、多笑、多为别人着想。一平和：内心平和。

4. 定期测量血压。按时服用降压药。治疗高血压应坚持"三心"，即信心、决心、恒心。

第三十节　高脂血症

一、临床表现

高脂血症是指血脂水平过高，可直接引起一些严重危害人体健康的疾病，如动脉粥样硬化、冠心病、胰腺炎等。

二、保健方法

药膳养生

（1）山楂茯苓茶：

原料：山楂 15g，茯苓 10g，白术 10g，菊花 10g。

制作流程：上述药物水煎当茶饮。每日 2 剂，10 日为 1 个疗程，一般 3 个疗程。

功效：消食助运，清热解毒，止渴利尿。对形体肥胖、身重乏力、脘腹痞闷者尤佳。

（2）粳米蚕豆粥：

原料：蚕豆 60g，粳米 100g。

制作流程：将蚕豆、粳米煮成粥。早、晚 2 次分食。

功效：补益脾胃，清热利湿。对脾胃虚弱、运化无力、痰湿较重者尤佳。

三、注意事项

1. 应用药茶时，应长期、少量频频饮用，不宜一次大量饮用。

2. 药茶应当日冲泡，当日饮用，次日洗净杯具后再行制作药茶。

3. 饮用时间以上午为宜，一般不超过下午 5 时，睡前尤应避免饮茶。

4. 上述生活方式及饮食调理建议合理搭配使用，自我调理 3 个月左右，去医院消化内科复查血脂，以明确下一步干预方式。

第三十一节　腹泻

一、临床表现

如果每日的排便次数超过 3 次，同时排出的大便稀软不成形，甚至呈蛋花样、水样时，就要警惕可能发生腹泻了。

二、保健方法

1. 穴位按摩

（1）穴位：中脘、天枢、上巨虚、三阴交、耳穴（大肠、小肠、腹、胃、脾、神门）。

（2）操作方法：指腹按压上述穴位，按摩用力应均匀、柔和、有力、持久，每次操作以穴位感到酸胀或发热感为度。每穴操作 1 ~ 2 分钟，每日 2 次，上、下午各 1 次。

2. 艾灸方法

（1）部位：神阙、天枢、关元、气海。

（2）操作方法：准备一个三孔长方形艾灸盒，将一根长艾条平均切成 3 段小艾条，分别将其一端点燃，插入灸盒上部的灸孔内；患者仰卧在床或沙发上，将长方形三孔灸盒第二孔正对脐放置，灸盒长边与身体纵轴平行，覆盖神阙、气海和关元穴，灸盒短边与身体水平轴平行，覆盖左右两侧天枢穴。若无灸盒，则患者仰卧于床上，操作者手持点燃的艾条对准穴位，距皮肤 2 ~ 3cm 处进行艾灸。操作时间为 15 ~ 20 分钟，以皮肤潮红、感觉温热且无灼烧感为宜，每日 1 次。

3. 捏脊法

（1）部位：长强、大椎、华佗夹脊穴。

（2）操作方法：患者俯卧于床上，操作者用双手拇指螺纹面顶住脊柱双侧夹脊穴皮肤，食指、中指前按，其他三指同时对皮肤用力捏拿，双手交替前移，一边推一边捏，边提边拿，从长强穴开始，顺着督脉上移至大椎穴，来往 3 遍，第 4 遍时每捏 3 次向上提拿 1 次，操作 3 遍，共捏 6 遍，每日 2 次。

4. 脐疗

（1）部位：神阙穴。

（2）操作方法：取五倍子适量，研磨成粉，用食醋调成膏状，以胶布固定贴于神阙穴，2～3 日一换，适用于久泻。

5. 药膳养生

（1）山药姜枣粥：

原料：山药 15g，大枣 6g，生姜 3g，粳米 30g，大米适量。

制作过程：将上述食材都放于锅中，加水 2L 用文火熬制成粥，每日服食 3 次。

功效：健脾和胃止泻。适用于腹胀、腹泻、便中夹有不消化食物等症。

（2）肉桂茴香炖牛肉：

原料：牛肉 2g，小茴香 3g，肉桂皮 3g，黄酒 1 匙。

制作过程：将牛肉洗净，切块；小茴香、肉桂皮洗净，把全部用料一齐放入炖盅内，加开水适量，炖盅加盖，文火隔水炖 2～3 小时，调味即可，随量饮汤食肉。

功效：补益脾胃，温肾止泻。适用于慢性腹泻，症见久泻不止，大便清稀，便中夹有不消化食物，面色萎白，神疲乏力，饮食减少，甚则脱肛等症。

（3）姜茶散：

原料：生姜 10g，陈茶 10g。

制作过程：取生姜和陈茶加水 750ml，煎至约 500ml，代茶饮。

功效：清热和胃止呕。适用于腹泻伴有恶心呕吐者。

三、注意事项

1. 注意饮食宜忌，腹泻期间宜进食少渣、少纤维素、高热量、高蛋白、易于消化的食物，避免乳类、豆类以及生冷油腻刺激性食物。

2. 合理补充体液，保证每日饮水至少 1 500ml，如出汗较多可给予淡盐水或补液盐口服，出汗后及时更换衣服，注意保暖。

3. 长期反复腹泻，便中混有黏液脓血或大便呈黑色，出现原因不明的食欲不振、贫血、消瘦、无力等，要警惕消化系统癌症的可能性，建议去医院进一步检查以明确病因。

第三十二节　腹胀

一、临床表现

日常生活中总是感觉腹部局部或全腹胀满不适，还常常伴随打嗝、腹部鸣响、恶心等症状，但腹部形态看起来没有异常，可能提示消化道器官的功能异常，如便秘、腹泻、消化不良、胃肠蠕动减慢、急慢性胃炎等。

二、保健方法

1. 穴位按摩

（1）穴位：足三里、上巨虚、下巨虚、内关、中脘、天枢。

（2）操作方法：每穴操作 50 ~ 100 次，每次操作以穴位感到酸胀或发热为度，穴位按摩顺序依次为内关、中脘、天枢、足三里、上巨虚、下巨虚，每日早、晚各按摩1次。

2. 耳穴按压

（1）耳穴：腹、胃、大肠、小肠、肝、脾、神门、内分泌。

（2）操作方法：用棉签棒轻轻按压或通过王不留行籽压丸刺激，以局部发热胀痛能忍受为度；以上每穴操作1～2分钟，每日早、晚各按压1次。

3. 艾灸方法　部位选择和操作方法同本章"第二十二节消化不良"。

4. 莱菔子烫熨腹部法

操作方法：将中药莱菔子500g放入微波炉中火加热2～3分钟，或放在铁锅里炒热至70℃后，放置于自制小布袋中，袋口扎紧。然后将布袋顺时针沿脐周旋转反复熨烫至腹部皮肤潮红，如果袋内的药物温度下降变凉，则需再次加热后，继续熨烫至出现肛门排气，感觉腹胀减轻后方可停止，每日熨烫1～2次。

三、注意事项

1. 饮食上避免饮用碳酸饮料和食用产气过多的食物，如豆类、薯类、大蒜、卷心菜、洋葱、西蓝花，避免食用辛辣油腻刺激性的食物；养成定时、定量用餐的习惯，忌暴饮暴食；进食不宜过快，应细嚼慢咽；戒烟忌酒。

2. 保持心情舒畅，焦躁、悲伤、抑郁等不良情绪都可能使消化功能减弱，或刺激胃部产生过多胃酸，致使胃肠中气体增多，腹胀加剧。

3. 养成规律的排便习惯，避免长期不大便，导致肠道产气增多。

4. 慎起居、重锻炼；保证充足的休息和睡眠；适当增加运动量，通过运动可以促进胃肠道的蠕动，帮助排气。

5. 如果腹胀不缓解甚至加重，出现便中带血、贫血、消瘦、明显腹痛、腹部可触及包块或有结直肠息肉史、结直肠肿瘤家族史时，应及时就医，明确病因。

第三十三节　健忘

健脑保健操（视频）

一、临床表现

健忘是指记忆力衰退，遇事善忘的一种症状。如忘记刚刚发生的事件、熟人的名字、放置的物品等；但同时日常生活能力、总体认知和思维都基本正常。

二、保健方法

1. 健脑按摩操

（1）双手摩面：两手掌相互摩擦至发热，沿鼻旁向上，到眉头、前额，分开，由耳前回到鼻头部位，重复 5 次或至面部微微发热即可。

（2）反复按摩耳郭：双手拇指及食指夹着双耳上根部，由内至外轻轻搓抹双耳，在耳垂稍用力，重复 5 次或至双耳微微发热即可。

（3）开天门：用拇指以两眉中印堂为起点，朝前发际向上竖推。

（4）推坎宫：两拇指自眉头起，沿眉头向眉尾横推。

（5）扫散五经：双手呈爪状，放在同侧眉部上方，适当用力从前额向后做梳理发际的动作。也可以用梳子在头两侧做向后梳头发的动作。

（6）以上步骤每日早、晚1次，每次10分钟左右。力度由轻到重，以局部有热胀舒适感为宜。速度节奏以自己舒适为度。

2. 艾灸疗法

（1）穴位：中脘、神阙、关元、足三里。

（2）操作方法：将艾条点燃后，艾条距穴位约3cm，每个穴位灸2~3分钟，每次灸10~15分钟，以灸至局部稍有红晕为度，隔日1次，每周3次。注意不要烫伤，保持室内通风透气。

3. 足浴疗法

（1）操作方法：肉苁蓉、远志、茯苓、续断、石菖蒲各15g，熬煮汤汁，趁热浸洗双足15~30分钟，每晚1次。温度以38~43℃为宜，避免烫伤。

（2）功效：充脑补髓，增智安神，改善记忆力减退。

4. 药膳养生

（1）枸杞炒鹌鹑：

原料：鹌鹑2只，萝卜200g，枸杞子20g，葱、姜、料酒及食盐适量。

制作过程：鹌鹑切块，与萝卜同炒，加少许水，放入枸杞子及其余调味品同煮至肉熟即可食用。

功效：益智健脑。尤其适合脑力劳动者。

（2）核桃麻仁炸虾饼：

原料：核桃仁50g，黑芝麻50g，淀粉50g，虾仁100g，鸡蛋 1 枚，胡椒粉、料酒及食盐适量。

制作流程：将虾仁洗净，加入食盐、胡椒粉、料酒，加淀粉少许和匀，然后做成 20 个剂子，制成虾饼。将桃仁、黑芝麻炒熟压碎，拌均匀，鸡蛋打散放小盆内待用。油锅烧至五成时，虾饼裹桃仁黑芝麻碎蘸鸡蛋液放入锅中炸成金黄色捞出后，再复炸一次即可。

功效：促进大脑发育，营养脑细胞，延缓大脑衰老，改善健忘症状。

三、注意事项

1. 预防和积极治疗动脉硬化，防止肥胖，患有高血压、糖尿病等或有其他躯体不适者，要定期检查、积极治疗。

2. 老年人健忘，多属于脑部萎缩，但需排除脑梗死或脑出血引起的健忘，有脑外伤、中毒等病史的人出现健忘，则要结合病史进行诊治。

3. 若症状无减轻或进行性加重，需及时就医，接受专业的检查和诊治。

第三十四节 神经衰弱

ER 2-5

助眠按摩操（视频）

一、临床表现

神经衰弱多发生在 15～40 岁，神经衰弱与性格关系较大，性格内向、自卑、孤僻、多疑、好胜心强的人，神经衰弱就容易找上门；压力大的人也会引起神经衰弱；当生活中遇到破产、亲人去世等重大的变故时，也非常容易神经衰弱。

"神经衰弱"是西医的病名，中医里没有这样的说法，但可以归类为"不寐""郁证""虚劳"等范畴，下面是具体的临床表现。

衰弱表现：没干点活就觉得很累，白天犯困，干活时容易走神，反应迟钝，总忘东西。

兴奋表现：想得多（比如他人不理解自己时，总觉得自己是不是做得不够好）。

情绪表现：情绪波动大，遇到小事容易烦躁、发脾气，有时也容易忧伤。

疼痛表现：紧张性疼痛，头痛时像悟空的紧箍咒，又紧又痛的，有时肌肉也会痛。

睡眠表现：入睡困难，多梦易醒，醒后也觉得不舒服。

二、保健方法

1. 耳穴按摩

（1）穴位：神门、皮质下、心、肾、神经衰弱点（垂前穴）。

（2）操作：取坐位或立位，先做 5 次深呼吸，待身体完全放松后，两手食指或中指指尖在上述耳穴点进行力度稍重的掐按 1～2 分钟；指力由轻到重，以局部有热胀舒适感为宜。

2. 艾灸疗法

（1）穴位：神阙、关元、足三里、三阴交。

（2）操作方法：将艾条点燃后，靠近上述穴位熏烤，艾条距穴位约 3cm，每个穴位灸 2~3 分钟，以灸至穴位局部稍有红晕但不烫伤为度，隔日施灸 1 次，每周 3 次。

3. 药膳养生

（1）百合莲枣甘草粥：

原料：鲜百合 40g，干莲子 30g，大枣 10 枚，炙甘草 5g，大米 60g。

制作过程：莲子、大枣温水浸发，甘草用纱布包包好加水，将浸发好的莲子与甘草纱包同煮，煮至莲子半烂，取出甘草纱包丢弃，另加大枣、大米旺火煮沸，沸后加百合小火煮烂即成，每日 1 剂，早、晚温热服食。

功效：养心益脾安神。适用于心情抑郁、低落的人群。

（2）芡实合欢皮茶：

原料：芡实 25g，合欢皮 15g，甘草 3g，红糖适量，红茶 1g。

制作流程：先加水 1 000ml，将合欢皮、芡实、甘草煮沸 30 分钟后，去合欢皮和甘草渣，加入适量红糖，再煎至 300~500ml，最后加红茶，温饮。

功效：解郁安神。适用于头晕目眩、失眠、疲倦乏力、胸闷不适人群。

三、注意事项

1. 出现明显不适，注意及时去医院就诊，积极寻求医生帮助，谨遵医嘱，定期复查。

2. "药疗不如食疗，食疗不如心疗"，避免不良情绪刺激，平时需要注重自我情绪的疏导，多和家人、好友沟通。

第三十五节　失眠

一、临床表现

　　根据世界卫生组织数据显示，全球有 10%～20% 的人存在失眠问题，成年人失眠症的患病率为 33%～50%，男女比例约为1：1.5。失眠的主要临床表现为不能很快入睡、睡眠较浅容易苏醒、醒后难以再次入眠、早醒等症状。

二、保健方法

1. 穴位保健

　　（1）穴位：百会、印堂、安眠、神门、三阴交。

　　（2）操作方法：可坐在床边，先做 5 次深呼吸，待身体完全放松。第一步，用四指指腹轻轻叩击百会 20～30 次；第二步，用中指指腹顺时针按揉印堂 20～30 次；第三步，用三指指腹在耳后顺时针按揉安眠穴 20～30 次；第四步，点按神门 20～30 次；第五步，按揉三阴交 20～30 次。每次操作大概 10～15分钟，可早、晚 2 次进行，刺激强度以局部有酸胀感为度。

2. 八段锦
富有中医特色的八段锦，有助于调理脏腑气血、恢复代谢功能、强身健体，且动作简单，易记易学，运动强度不大，适合男女老少不同人群练习。

3. 光照疗法
大自然赠予的自然光是最天然的促眠药物，每日早晨醒来时多晒晒温暖的阳光，一般 20～30 分钟即可。

4. 芳香疗法

　　操作方法：常用的促眠精油有薰衣草、罗马洋甘菊、马郁兰、佛手柑、檀香、玫瑰等。比较适合居家使用的缓解失眠的方法是将适量精油滴入香薰灯或者香薰机里扩香。

5. 足浴疗法

（1）操作方法：磁石、菊花、黄芩、首乌藤，熬煮后将汤汁倒入浴盆中，趁热浸洗双足 15～30 分钟，一般泡脚水的温度以 38～43℃为宜。

（2）功效：交通心肾，调和五脏，补养气血。在一定程度上可以改善睡眠。

6. 药膳养生

（1）猪心枣仁汤：

原料：猪心 1 个，酸枣仁 15g，茯苓 15g，远志 5g。

制作过程：把猪心切成两半，洗干净，放入净锅内；把洗干净的酸枣仁、茯苓、远志一起放入锅中，加入适量水置火上；用大火烧开后撇去浮沫，转小火炖至猪心熟透后即成。每日 1 剂，吃心喝汤。

功效：健脾养心，宁心安神。适用于失眠，尤其是多梦易醒、心悸健忘、神疲食少、面色少华者。

（2）莲子银耳羹：

原料：银耳 50g，莲子 15 颗，龙眼肉 50g，冰糖适量。

制作过程：将莲子浸泡半日后，加入银耳一起继续浸泡 1 小时；龙眼肉用温水浸泡 5 分钟后，冲去杂质，倒入少许清水，备用；银耳泡发开后，冲洗掉杂质，撕成小片；将处理好的银耳、莲子、龙眼肉一起倒入煲内，加适量水，煮开后加入冰糖，转中小火继续炖煮 90 分钟左右即可。

功效：补脾益肾，养心安神。适用于失眠伴夜寐多梦、心烦口渴、腰痛足弱、耳目不聪等症。

三、注意事项

1. 如果失眠已经连续好几周甚至持续一个月以上，这个时候失眠已经成了一种疾病，需要引起一定的重视，找到失眠的根源，或者去医院寻求专业医生的指导和治疗。

2. 如果长期使用催眠药，尤其使用催眠药剂量较大者不能突然停用。减药前最好取得医生同意和指导，不要私自随便增减药量。

3. 如果持续的失眠甚至长期影响日常生活和工作，或者出现抑郁、焦虑等情况，应及时到医院寻找专业医生进行咨询和治疗，以免病情加重。

第三十六节　吞咽障碍

一、临床表现

吞咽障碍是指食物从口腔运送到胃的过程中出现障碍的一种表现。有的老年人用餐时常常出现食物从口角漏出、流口水，每次吞咽后仍有食物在口内残留，甚至出现食物从鼻腔反流，进食完以后说话时带有鼻音，咽部食物滞留，进食后重复吞咽动作，以清除咽部食物，进食时呛咳，出现发音困难或湿性嘶哑发音，声音嘶哑，音调过低等，这些都属于吞咽障碍的表现。

二、保健方法

1. 穴位按摩

（1）穴位：承浆、廉泉、风府、大迎、地仓。

（2）操作手法：

①点法：将拇指伸直，并靠近食指中节，将力贯注于指端，以拇指端着力于所选穴位，进行点压。

②按法：拇指螺纹面着力于穴位，其余四指张开置于适当位置以支撑助力，腕关节屈曲 40°~60°，拇指主动用力，垂直向下按压。

③揉法：以拇指螺纹面着力于穴位，其余四指支撑助力，腕关节微悬，拇指及前臂部主动施力，使拇指螺纹面在穴位上做轻柔环旋揉动。

2. 耳穴按摩

（1）耳穴：咽喉、口、舌、食道。

（2）操作方法：俯卧在床上，可以请家人在上述双侧穴位上，先后用按揉法、捏法进行按摩，用力应均匀、柔和、有力、持久，强度以感觉局部有酸胀感为度。每次操作 15 分钟，每日 2 次，上、下午各 1 次。

三、注意事项

1. 在吞咽过程中给予老年人支持和鼓励。

2. 一般情况下取坐位进行进食。

3. 鼓励小口进食。

4. 给予老年人足够的用餐时间。

5. 在有吞咽障碍的老年人吃下一口食物时，要使其张口，确保前一口食物已经完全吞咽。

6. 进食后鼓励坐位休息 20~30 分钟。

第三十七节　平衡功能失调

一、临床表现

在人们的日常生活中，平衡能力是一项基本技能，无论是坐起、站立、行走都需要有良好的平衡功能，否则容易发生跌倒的危险，或者我们常说的"重心不稳"。平衡功能失调是因平衡器官如感觉神经系统、前庭神经系统、小脑脊髓基底核或其他中枢神经病变，所导致的长久的、持续性的平衡障碍。当人体平衡功能失调时，会出现如走路向一侧偏斜等症状。轻度平衡机能障碍会导致患者步行困难，中度平衡机能障碍会导致患者无法站立，重度平衡机能障碍会导致患者无法坐立。

二、保健方法

传统功法

（1）太极拳：

1）云手：两足分开与肩同宽，屈膝，身体渐渐向右转，左足尖内扣，左手通过腹前壁向右上划弧至右侧肩前，手掌心斜向后，同时右手变掌，手心向右前，眼看左手；上身慢慢左转，身体重心也渐渐向左侧偏移，左手由脸前向左侧划弧，手心渐渐转向左侧，右手由右下方腹前壁向左上划弧至左肩前，手心偏向后方，同时右足靠近左足，双足约相距10cm，眼看右手；上身再向右转，同时左手经腹前壁向右上划弧至右肩前，手掌心斜向后，右手向右划弧，腿随右手而动，左腿随之向左横跨一步，眼看左手。

操作要点：在进行"云手"训练中，身体转动要以腰背为轴，纵轴旋转，同时，需保持动作平缓，呼吸自然，每分钟8～9个云手动作。每次练习60分钟，包括15分钟的训练前热身运动，每周 5 次，练习 12 周。

2）站桩：自然站立，头正身直，两足与肩同宽，周身放松，双手自然下垂贴于大腿外侧。两足横开比肩略宽一足，从头到足依次放松，两腿微屈，双臂缓缓抬高与肩膀齐平，肘低于肩，两侧肩胛骨贴向前胸，双臂在胸前成环形。双手十指自然弯曲，手心向内，成扁圆状。头颈部直立，两眼睁开平视两手间。双手由身体的两侧向小腹丹田处抱合，双手扣于丹田处，头正体直，目视前方。

操作要点：在进行"站桩"训练时，身体处于高度放松状态，初练时每次 5 分钟，熟练后可每次 20 分钟，每日 2 次，训练 12 周。

（2）八段锦：

步骤：双手托天理三焦，左右开弓似射雕，调理脾胃单举手，五劳七伤望后瞧，摇头摆尾去心火，两手攀足固肾腰，攒拳怒目增气力，背后七颠百病消。

操作要点：每次练习 40 分钟，每周 5 次，训练 12 周。

三、注意事项

1. 在传统功法练习过程中，若练习初期无法一次性练习者，可以分段练习，循序渐进。

2. 采用功法训练增强平衡功能，预防跌倒，适用于能够在独立状态下，站立并行走 6m 以上者。

3. 随着年龄的增长，双足有时会变形、肿胀或感觉下降，导致肌肉力量分配不平衡，跌倒概率增加，应尽量选择合脚、平坦、具有防滑鞋底的鞋子。

4. 对于家中存在跌倒风险的老年人，环境改造很重要，应加装扶手等防护措施，保持充足的照明模式，少堆放杂物，地面采用防滑材质，保持地面干燥等。

5. 老年人或骨质疏松者不慎跌倒时，不要惊慌，尽量深呼吸，先冷静检查身体各部位有无剧痛，因为剧痛部位可能发生扭伤或者骨折，可由家人先行用毛巾等固定痛处，限制活动，在有人协助的情况下爬起来，至医院检查有无损伤。

第三章
生殖系统病证

第一节　阴道炎

一、临床表现

阴道炎是女性比较常见的疾病，分为细菌性阴道炎，霉菌性阴道炎，滴虫性阴道炎，以及非特异性阴道炎或者是萎缩性阴道炎，不同类型的阴道炎，所引起的症状也是不一样的，一般容易导致外阴瘙痒，白带量增多异味以及白带性质和颜色发生改变。

二、保健方法

1. 穴位按摩

（1）穴位：阴包、太冲、水泉、照海、大钟、地机、三阴交。

（2）操作方法：点揉上述穴位，每个穴位持续 2～3 分钟，每日 3～5 次。当肝经、肾经、脾经拥堵的穴位疏通后，阴道瘙痒、灼痛、异常流液的症状就会缓解或者明显减轻。

2. 耳穴贴压

（1）穴位：盆腔、皮质下、内分泌、肝、肾。

（2）操作方法：选准穴位后，局部常规消毒，将王不留行籽用胶布贴于患者一侧耳部的穴位上，以手按压穴位，使局部有痛、胀、热感，有向其他部位传导者，效果更佳。每日按压 3～4

次（疼痛发作可以即时按压），每次2~5分钟，使局部有感觉为宜。

三、注意事项

1. 对于阴道炎，预防大于治疗。在保持外阴清洁的前提下，避免受寒，还要注意局部透气、干燥。

2. 如果出现阴道炎的相关症状，应尽早去医院就诊。医生通过询问症状、观察体征，并结合实验室检测，可以得出准确的诊断结果，更好地指导治疗。

3. 当发现阴道出现炎症后，应停止性生活，甚至有必要夫妻双方同时治疗，这样可以有效避免交叉感染；当疾病治愈后夫妻方可同房，同房时一定要注意清洁卫生，避免过度性生活。

第二节　尿道炎

一、临床表现

日常生活中，如果因为不洁性生活、不注意尿道卫生等因素，出现小便次数增多、排尿比较急、排尿时疼痛、尿道口刺痒感，甚至伴有黄白色黏稠样液状物质的现象，即为尿道炎的临床表现。

二、保健方法

1. 穴位按摩

（1）穴位：三阴交、阴陵泉、肾俞、膀胱俞、耳穴（肾、膀胱、尿道、交感、外生殖器）。

（2）操作方法：患者俯卧于床上，操作者在双侧穴位上，先后用按揉法、捏法进行按摩，用力应均匀、柔和、有力、持久，强度以局部有酸胀感为度。每次操作 15 分钟，每日 2 次，上、下午各 1 次。

2. 艾灸疗法

（1）穴位：气海、关元、中极、水道、足三里。

（2）操作方法：患者平躺在床上，将艾条燃着的一端与上述穴位的皮肤保持 2~3cm 的距离，使腹部有温热而无灼痛感，每个穴位灸 20 分钟，每日 1 次，连续治疗 4 周（艾灸时，应在穴位处垫一块纱布，避免艾灰脱落灼伤皮肤）。

3. 刮痧疗法

（1）部位：腰部督脉和膀胱经、八髎穴。

（2）操作方法：俯卧位，从腰部督脉、膀胱经到八髎穴均涂抹刮痧油，用刮痧板，从上到下操作，用力应均匀、适度，由轻到重，以患者能耐受为度，刮痧部位可出现紫红色或暗红色斑点；每周 1 次，每次约 10 分钟，4 次为 1 个疗程，治疗 2~3 个疗程（一般 2~3 日后痧可自行消退）。

4. 药膳养生

（1）白果薏米粥：

原料：白果 8 颗，薏苡仁 100g，白糖或冰糖适量。

制作流程：将白果去壳、洗净、稍浸泡；薏苡仁稍浸泡、洗净。将白果在开水内煮熟，去掉皮膜，切除头和心。然后再和薏苡仁一起加入适量水煮熟后，放入白糖或冰糖调味即可。若糖尿病患者服用，则不加糖。隔日 1 剂。

功效：健脾清热利湿。适用于小便涩痛、水肿、久咳、大便稀等。

（2）玉米粥：

原料：玉米 1 根（含玉米须），大米适量，糖适量。

制作流程：将玉米、玉米须洗净，玉米切成段，和大米一起，加水煮成粥，可加入适量糖调味，每日 1 次。

功效：清热利水。对于小便不利者尤佳。

（3）绿豆陈皮粥：

原料：绿豆 60g，陈皮 10g，粳米适量，糖适量。

制作流程：将绿豆、陈皮、粳米洗净，加水一起煮粥，可适量加糖调味，每早一次。

功效：利尿消肿，清热解毒。适合小便灼痛、小便频者，尤其适用于老年性尿道炎患者。

三、注意事项

1. 注意饮食宜忌，避免煎炸、辛辣刺激性食物，宜食清淡，易消化食物。

2. 平素多饮温开水，增加尿量，以助于尿道清洗。

3. 保证作息规律，劳逸结合，注意卧床休息。

4. 保持外阴清洁，女性做好经期卫生，经期避免性生活，以防加重病情。

5. 平时勤换洗内裤，避免憋尿；避免过度清洗外阴和尿道，以防扰乱正常菌群。

6. 如果尿痛、尿急、尿频症状持续不能缓解，建议及时到医院就诊，避免恶性病变。

第三节　围绝经期综合征

一、临床表现

围绝经期又称更年期，如果女性在绝经前后，出现急躁易怒、敏感、悲观，甚至焦虑、忧郁等情绪问题，以及睡眠不好，食不知味，身体一会儿热一会儿冷，晚上睡熟后出汗增多，湿透衣被等现象，这很可能是更年期到了。

二、保健方法

1. 穴位按摩

（1）穴位：百会、印堂、太阳、中脘、关元。

（2）操作方法：先后用按揉法、推法进行按摩，用力应均匀、柔和、有力、持久，强度以局部发热、有酸胀感为度。每个穴位按揉 5 分钟，每次操作 25 分钟，每日 1 次。

2. 灸法

（1）部位：关元、命门。

（2）操作方法：平躺于床上，在关元、命门上隔附子饼灸 5～9 壮。

3. 药膳养生

（1）海参鸡丝面：

原料：面条 100g，海参 20g，海虾 20g，鸡肉 20g，酱油、食盐、味精适量。

制作流程：面条 100g 煮熟。炒锅入鲜汤浇沸，下虾肉片、熟鸡肉丝、水发海参片各 20g，调酱油、食盐、味精，烧沸后浇面上，作主食。

功效：补血除烦。用于血虚不足，时常感到乏力、脸色苍白或萎黄、口唇颜色淡、容易心烦、夜晚失眠等症状。

（2）猪心汤：

原料：猪心 1 个，浮小麦 20g，人参 20g，当归 20g，黄芪、食盐适量。

制作过程：猪心洗净，与浮小麦、人参、当归、黄芪一同加水炖熟，去浮小麦等，只留猪心，切片蘸食盐食用，5日为1个疗程。或将猪心切成细丝，微炒，与小米100g煮成稀粥，加食盐少许，以粥代饭，早、晚各食1次。

功效：补气，止汗，安神。适用于更年期汗多、心慌、气虚失眠、神经衰弱等症状。

三、注意事项

1. 避免精神刺激性，多与自然接触，分散注意力，努力使自己心情愉快。

2. 忌烟酒、咖啡，可选择适合自己胃口的茶，但避免晚上喝茶，以免影响睡眠。

3. 劳逸结合，生活作息规律。

4. 选择舒缓的运动，如散步、瑜伽、八段锦等。

第四节　前列腺炎

一、临床表现

前列腺炎是临床常见的男性生殖系统疾病，多见于青壮年，常存在尿路感染病史，其临床症状复杂，具有缠绵难愈、复发率高、严重影响男性健康与生活的特点，常与后尿道炎、精囊炎并见。据相关研究报道，前列腺炎全球的发病率为9%～14%，而国内该病的发病率大概在6.0%～32.9%，属男性群体临床高发疾病类型。患者常见症状有尿频、尿急、尿痛等尿路刺激征及发热、乏力等全身症状。前列腺炎患者还会有性欲衰退等症状，有时会出现射精痛、射精困难、射精过早等症状。前列腺炎还会让患者有精液异常的症状，会让患者的精液出现不液化的症状。

中医学并无前列腺炎的病名，多将其归属于"精浊""淋证"等范畴。《素问·痿论》说："思想无穷，所愿不得，意淫于外，入房太甚，宗筋弛纵，发为筋痿，及为白淫。"前列腺炎主要是由嗜食肥甘厚腻、房事不节、七情过极、烟酒过度等所致，病理变化多为湿热内蕴、瘀血内阻与肝肾不足，三者互为因果。遇劳累、受凉等因素后又可能复发或加重，往往使前列腺炎病情缠绵难愈。

二、保健方法

1. 艾灸

（1）穴位：中极、关元、三阴交。

（2）操作方法：艾灸治疗该病时多采用艾条灸，艾条点燃后，对准穴位施灸，灸至穴位周围皮肤出现红润有痒感为度。每个穴位平均艾灸 10~15 分钟，可在穴位上覆盖一层纱布，防止烫伤，治疗 30 日。

2. 推拿

（1）摩全腹：患者取仰卧位，术者立于一侧，手掌自然伸直，腕关节略背伸，将手掌平放于腹部，微微施加压力，以肘关节为支点，前臂主动运动，使手掌随同腕关节连同前臂做环形的推摩，以脐为中心顺时针和逆时针各旋转 200~300 圈。

（2）振关元：患者仰卧，术者坐在患者一侧，掌心"劳宫穴"对准患者脐（神阙穴），中指在任脉的中脘穴，掌根在关元穴，食指、无名指在肾经线上，拇指、小指在胃经线上。术者上肢充分放松，将前臂自然放置于患者腹部。术者在充分放松的情况下，用肩部带动前臂、腕、掌、指肌群产生静力性的震动，操作时可以全掌、掌根、指端变换着力，频率为 400~600 次 /min，这种振动能引发患者腹部产生共振，使局部产生温热感，或流动感等得气现象。每次连续振动以 20～30 分钟为宜。

（3）横擦少腹：单手或双手叠掌从同侧肋下，经脐推擦至对侧肋下，推擦时以平掌伴有轻微向下压的力量，均匀、缓慢、持续地来回往复，使之产生温热、饱满的舒适得气感。推擦的范围逐渐扩展到下腹耻骨联合水平，每次时间以 3～5 分钟为宜。

（4）拿揉大腿内侧：用双手拇指和其余四指的指腹，相对用力紧捏提拿大腿内侧肌肉（足三阴经）。操作时肩臂要放松，腕关节动作要灵活，以腕关节和掌指关节活动为主，以指峰和指面为着力点。指端要相对用力提拿，带有揉捏动作，用力由轻到重，再由重到轻，不可突然用力，动作要缓和，有连贯性，循环往复，不能断断续续。每次拿揉大腿内侧时间以 3～5 分钟为宜。

（5）擦八髎：八髎是 8 个穴位，即膀胱经的上髎、次髎、中髎、下髎四穴各一对，分别在第一、二、三、四骶后孔中。操作者立其侧，手掌伸直，用掌面着力，紧贴骶部两侧皮肤，自上向下连续不断地直线往返摩擦 5～10 分钟，使局部发热，最好仿佛有一股热流传导至前阴和小腹部，甚至通达到双足更佳。

3. 中药坐浴　是一种药物治疗与物理治疗相结合的方法。一方面，中药坐浴时，药液的温热作用使皮肤的汗腺、毛囊等附属器官开放，提高了药物有效成分的吸收，促进炎症介质及代谢产物的排出。另外，中药药液本身所具有的活性成分经肛门、会阴、阴囊等局部皮肤、黏膜等直接渗透吸收，达到前列腺周围区域，可以有效促进局部血液循环和炎症吸收。需要注意的是，药液温度不宜过高，以不超过 45℃为宜。

（1）方剂组成：路路通 20g，车前子 30g，木通 30g，蒲公英 20g，丹参 20g，黄柏 30g，龙胆 30g，赤芍 20g，苍术 30g。

（2）操作方法：煎取药液约 2 500ml，水温 40～50℃坐浴，每日 2 次，每次 30～40 分钟，治疗 7～14 日。

4. 药膳养生

（1）蒲公英银花粥：

原料：蒲公英 60g，金银花 30g，大米 100g，砂糖适量。

制作流程：先将蒲公英、金银花同放进砂锅内，加适量清水煎汁，然后去渣取药汁；加入大米煮成稀粥，粥成后加入适量砂糖，每日分 2 次食用。

功效：清热解毒。

（2）金钱草粥：

原料：金钱草 10g，枸杞子 30g，黄芪 50g，薏苡仁 50g，大米适量。

制作流程：所有食材与大米熬成稀粥，每日早、晚食用。

功效：利尿通淋，清热利湿，活血消肿。

三、注意事项

1. 忌烟酒，饮食清淡。

2. 保持良好的心态，规律作息，坚持运动。

3. 规律性生活，避免不洁性交，不要频繁手淫。

4. 多喝水，勤排尿，保持大便通畅。

第四章
皮外伤科病证

第一节　冻疮

一、临床表现

冻疮是冬季手足或脸颊等某些部位肿硬暗红发凉、瘙痒疼痛，甚至出现皮肤紫暗、溃烂的情况。冻疮为冬季常见病，待天气转暖后可自行痊愈，但转年冬季易复发。

二、保健方法

1. **局部搓揉法**　在冻疮初始时，可对冻疮发生部位进行自我搓揉，注意搓揉力度以耐受且皮肤不破溃为度，每日多次搓揉，至皮肤泛红发热为止。本法适用于冻疮初起皮肤无破溃者。

2. **老姜白酒冻疮方**　取老姜半斤，榨汁，白酒适量，再加入适量热水泡手足，每次泡半小时左右。此方亦可预防冻疮复发。

3. **云南白药外敷**　冻疮未溃破者，用白酒调和云南白药药粉，调成糊状外敷，每日1次。冻疮已溃破者，将患处清洗干净后，直接将云南白药药粉撒于创面，用消毒纱布包扎。

4. **药膳养生**

当归生姜羊肉汤：

原料：羊肉 500g，当归 9g，生姜 15g，食盐适量。

制作过程：将羊肉切成小块焯水后放入砂锅内，并加入适量清水，随后放入当归、生姜，小火慢煮 40 分钟后，略放食盐调味，每日 2 次服食。

功效：祛寒止痛，温中补虚。适用于体质虚弱、手足不温者。

三、注意事项

1. 运动锻炼是预防冻疮的最佳办法，通过身体锻炼可提高机体对寒冷的适应能力。

2. 应注意全身及手足保暖，冬季在户外时佩戴手套、帽子等，鞋袜宜宽松干燥，易受冻的手、足、耳及脸颊等部位要经常涂抹些油脂护肤品保护皮肤。

3. 早期冻疮，应先用温水浸泡，不要立即烘烤或热水烫洗，否则易致局部溃烂。

4. 平时可多食羊肉、牛肉、生姜、胡椒、肉桂等热性食物。

5. 若冻伤或皮肤破溃严重，建议及时到医院皮肤科进行专业处理。

第二节 痱子

一、临床表现

在高温、高湿的环境下，汗水不易蒸发，皮肤散热的功能得不到发挥，就会导致汗液滞留在皮内引起汗腺（排汗的小孔道）发炎，皮肤就会出现针尖样的小疹子，随后出现成群结队的小水疱或小丘疹，即痱子。

二、保健方法

1. 药膳养生

（1）三豆汤：

原料：绿豆 10g，赤豆 10g，黑豆 10g，水 600ml。

制作过程：将上述食材加水 600ml，小火煎熬至熟透，喝汤即可。宜常服。

功效：清热解暑。适用于预防痱子。

（2）海带冬瓜汤：

原料：绿豆 15～30g，海带 8～15g，冬瓜 30～60g，白糖少许。

制作过程：将前三味分别洗净，加适量清水煲汤，待快熟时加入白糖调味即可。每日或隔日 1 剂，分数次服完，连服 5～7 日。

功效：清热解暑，利尿除湿。适用于预防痱子。

2. 中药外用

（1）自制爽身粉：

原料：滑石 15g，绿豆 125g。

制作过程：将滑石和绿豆共研细末，浴后取适量扑身。

功效：适用于痱子瘙痒、红肿。

（2）败酱草水：

原料：败酱草 125g，水 3 000～5 000ml。

制作过程：将败酱草煮沸去渣，待水温适当时沐浴或湿敷在患处均可。

功效：清热解毒、祛瘀排脓。适用于痱子瘙痒、红肿。

（3）三黄止痒水：

原料：黄连 5g，黄芩 5g，黄柏 5g，水 500ml。

制作过程：将所有药材一起煎煮，煎至 100ml。待药水晾至适宜温度擦拭患处。

功效：杀菌，消炎，止痒。适用于痱子伴小水疱、丘疹者。

（4）外洗经验方：

原料：马齿苋 500g，地肤子 30g，白矾 10g，冰片 5g。

制作过程：先将马齿苋洗净，沥去水分后捣泥，再将地肤子、白矾二味药煎汤约半盆，继而将马齿苋泥及冰片放入煎好的汤药中，并用竹筷子搅动几次，待水温适宜后，反复浸洗患处。每次洗 15 分钟，以每日 3 次为宜。

功效：祛风止痒，清热解毒。适用于痱子伴小水疱、丘疹者。

三、注意事项

1. 饮食宜清淡，注意补充水分。

2. 生痱子时忌用碱性较强的肥皂洗澡。

3. 衣服应宽松柔软，出汗后及时更换，注意室内通风和温度适宜。

4. 尽量避免暴露在高温、高湿的环境下；勤洗澡，勤换洗内衣，保持皮肤清洁干燥，出汗较多时不宜用过量爽身粉进行处理，以免堵塞汗腺孔。

第三节　瘙痒

一、临床表现

由皮肤病、季节气候或其他全身疾病（如糖尿病、甲亢、尿毒症等）引起的一种自觉症状，患者抑制不住地抓刮皮肤，此为瘙痒。

二、保健方法

1. 穴位按摩

（1）穴位：印堂、太阳、百会、风池、血海、足三里、三阴交、曲池。

（2）操作方法：轻轻按揉上述穴位，每穴按揉 1～2 分钟。

2. 经络拍打

（1）经络：小肠经、肺经、胆经。

（2）操作方法：手握空拳，轻轻拍打上述部位，注意控制力度，以局部感到微微酸胀为宜，每日拍打 2 次。

3. 药膳养生

桑椹芝麻膏：

原料：黑芝麻 100g，黄精 50g，麦冬 50g，生地黄 50g，桑椹 50g，蜂蜜 300g。

制作过程：将黄精、生地黄、麦冬加入锅内，加入适量清水煎煮，每隔 30 分钟取药汁一次，继续加入适量清水煎煮，共取 3 次药汁，药汁合放备用；将桑椹、黑芝麻、药汁共放入锅内，大火煮开后转小火，待锅内食材煎煮黏稠时，加入蜂蜜搅拌均匀，待冷却后即可食用。

功效：和血，祛风，止痒。适用于神经性瘙痒等症。

三、注意事项

1. 合理膳食，补充充足维生素和蛋白质等，如 B 族维生素等。多吃粗粮等易消化食物，如玉米、南瓜、燕麦等。避免进食辛辣或滚烫的食物。

2. 学会自我调节，消化负面情绪，保持心情舒畅，保持乐观的生活态度。

3. 冬季皮肤瘙痒者可减少洗澡次数，温水沐浴，可使用凡士林等润肤剂以避免皮肤干燥。

4. 皮肤过敏者应积极寻找过敏原，防尘除螨。

5. 穿宽松的棉质或丝质衣服，避免衣物与皮肤之间的摩擦。

6. 由糖尿病、尿毒症、甲亢等疾病导致的皮肤瘙痒，应积极治疗原发病，长期皮肤瘙痒者，应及时前往医院进行专科检查。

第四节　湿疹

一、临床表现

湿疹多因过度劳累、情绪波动、感染、生活及气候变化，或者对动物皮毛、花粉、化妆品、衣物等过敏引起，表现为局部皮肤出现瘙痒、粟粒大小的丘疹、小水疱、破溃结痂和脱屑等症状。

二、养护保健方法

1. 穴位按摩

（1）穴位：血海、曲池、足三里、三阴交、耳穴（肺、神门、肾上腺）。

（2）操作方法：患者取坐位，双手放在双侧穴位上，先后用按揉法、捏法进行按摩，用力应均匀、柔和、有力、持久，强度以局部有酸胀感为度。每次15分钟，每日2次，上、下午各1次。

2. 艾灸疗法

（1）穴位：神阙、曲池、三阴交、足三里。

（2）操作方法：将艾条燃着的一端与上述穴位的皮肤保持2～3cm 的距离，使局部有温热而无灼痛感，每个穴位灸 20 分钟，每日 1 次，连续治疗 4 周（艾灸时，应在穴位处垫一块纱布，避免艾灰脱落灼伤皮肤）。

3. 刮痧疗法

（1）部位：督脉，足太阳膀胱经第一、二条线。

（2）操作方法：用刮痧板，从上到下、从内到外进行操作，用力均匀、适度，由轻到重，以患者能耐受为度，刮痧部位可出现紫红色或暗红色斑点；每周 1 次，每次约 10 分钟（一般2～3 日后痧可自行消退）。

4. 药膳养生

（1）冬瓜莲子汤：

原料：冬瓜 200g，干莲子 50g，葱、姜、食盐适量。

制作过程：上述食材加入葱、姜，同时放在锅中煮，煮熟后加入适量食盐调味。

功效：清利湿热。适用于湿疹伴腹部胀满、大便黏腻者。

（2）赤小豆薏米茯苓粥：

原料：赤小豆 50g，薏苡仁 100g，茯苓 20g。

制作流程：上述食材都放在锅中熬制成粥，每日 2 次服食。

功效：清热解毒，健脾祛湿。适用于湿疹伴头身困重、腹部胀满者。

三、注意事项

1. 注意饮食宜忌，避免辛辣刺激性食物，如辣椒、鱼虾等。

2. 对于过敏体质者，建议医院抽血查找过敏原（如花粉、动物、食物等），避免接触可能的过敏原，以防过敏反复发作。

3. 注意个人卫生，保持室内干净通风，避免室内环境潮湿闷热，导致细菌、真菌等滋生，宜穿着棉质衣物，出汗及时清洗，勤换洗衣物。

4. 平时应保持充足的睡眠，积极锻炼身体，提高免疫力，预防疾病的发生。

第五节　荨麻疹

一、临床表现

荨麻疹常由饮食、药物、呼吸道吸入物或皮肤接触物等过敏原以及天气骤冷等物理因素引起，临床表现为身体不特定部位的皮肤出现大小不一的红色风团，并且剧烈瘙痒，又很快消失，不留下一丝痕迹。

二、保健方法

1. 穴位按摩

（1）穴位：耳穴（肺、神门、内分泌、肾上腺、耳尖、风溪）。

（2）操作方法：将粘有王不留行籽的胶布对准耳穴贴压，嘱其每日按压使其局部产生酸、胀、痛、麻、热感。每日按压3~5次，每次持续3分钟，3~5日换贴1次。

2. 热敏灸

（1）穴位：风门、肺俞、膈俞、神阙、关元、血海、足三里。

（2）操作方法：距离穴位皮肤 3cm 左右施行艾灸，当其感受到"艾热"向皮肤深处灌注，或向四周扩散，或热感向远处传导，或出现其他特殊感觉时，此点即为"热敏点"。重复上述步骤，直至所有的热敏点被探查出，记录"热敏点"出现部位。"热敏点"灸的治疗方法：分别在每个"热敏点"上实施温和灸，直至"热敏点"现象消失。每日 1 次，每 10 日为 1 个疗程，观察 2 个疗程。

3. 中药外敷法

（1）马齿苋外敷：采新鲜马齿苋全草 100～200g，除去根叶上的泥污，手搓成团状，在荨麻疹处反复揉擦 5～10 分钟；轻者于治疗后片刻消失，严重者每日揉擦 2～3 次，2 日治愈。

（2）鱼腥草蒲公英水：鱼腥草 25g，蒲公英 25g，煎水 15～20 分钟后外擦皮肤，本方富含微量元素和维生素，可预防皮肤炎症，增强皮肤抵抗力。

4. 药膳养生

（1）薏米百合绿豆粥：

原料：薏苡仁 50g，绿豆 50g，稻米 50g，百合 20g，白砂糖适量。

制作过程：所有材料放入锅中，加入适量水煮开，转小火煮 30 分钟至熟烂，根据个人喜好添加白砂糖调味即可。

功效：健脾利水，清热解毒润肤。适用于初起荨麻疹。

（2）银胡猪蹄汤：

原料：银柴胡 30g，猪蹄 1 个，食盐适量。

制作过程：银柴胡 30g、猪蹄 1 个，将猪蹄洗净、剁块，银柴胡放入布包中，两者同炖，待熟后，去药渣，略放食盐调味服食。

功效：疏风散热。适用于肺经风热引起的荨麻疹、风疹、皮肤瘙痒等症。

三、注意事项

1. 观察皮肤是否有因搔抓引起继发损害及感染，及时给予处理，避免因摩擦、搔抓等因素刺激患处，防止因搔抓引起皮疹增多，瘙痒加剧等情况。

2. 要注意保持居住环境的清洁。猫、狗等宠物的毛发、排泄物等都可能引起人体过敏，所以家中有宠物的朋友要少用地毯。

3. 易过敏体质的朋友，家中也尽量不要养花，避免花粉引起的过敏。

4. 饮食方面也要尽量规避诱发因素，如牛羊肉、海鲜等高致敏食物；容易引发过敏的水果，如猕猴桃、黄桃、杧果（芒果）等；避免食用浓茶、咖啡类的饮料以及辛辣刺激饮食，包括生葱、生蒜、辣椒、芥末等。

5. 可以适当锻炼身体至微微出汗，增强体质，去除体内湿气，对预防皮肤疾病起一定作用；注意休息，保持心情舒畅，可以加快皮损恢复。

第六节　痔疮

一、临床表现

每个人在肛门周围都会有很多小静脉，当这些静脉不正常扩张或变大时，就会形成柔软的静脉团，造成排便出血的状况，这些静脉团即为痔疮。痔疮包括内痔、外痔、混合痔 3 种。不正确的生活习惯和饮食结构，比如久坐、久站，使血液循环不畅，盆腔内血流缓慢，腹内脏器充血、辛辣食物刺激等导致直肠黏膜充血或静脉回流受到阻碍，局部静脉过度充盈、曲张、隆起，静脉壁张力下降，逐渐形成一个或多个柔软的静脉团，这属于一种慢性疾病。痔疮的主要临床表现如下。

1. **大便出血**　这是痔疮早期最常见的症状，间歇性的出血但不伴有疼痛，血色鲜红，一般发生在大便前或者大便后。

2. **大便疼痛**　一般可以感受到轻微疼痛、刺痛、灼痛或者是胀痛。

3. **直肠坠痛**　肛门直肠坠痛主要是内痔的症状。

4. **其他症状**　肛门有肿物脱出或有分泌物流出，肛周瘙痒，或伴肛周湿疹。

二、保健方法

1. 刮痧法

（1）穴位：百会、三阴交、足三里。

（2）操作方法：用刮痧板侧边刮拭上述穴位30次，至皮肤潮红发热即可。

2. **生活小常识**　养成规律运动的习惯，可以改善骨盆腔长时间充血的状况。保持正常的生活作息，避免熬夜和过度劳累，戒烟、戒酒，少吃油炸和辛辣食物。避免久站、久坐、久蹲及坐在马桶上太久，养成定时排便的习惯。另外，保持肛门周围清洁，每日用温水清洗，勤换内裤。多喝水，多摄入富含纤维的食物，这样可以使大便松软，预防便秘。

3. 药膳养生

薏仁红豆汤：

原料：红豆100g，薏苡仁200g，冰糖适量。

制作流程：红豆和薏苡仁洗净，用清水浸泡8小时以上；将泡好的红豆和薏苡仁放入锅中，加适量水，以大火煮滚后，转小火熬煮 30 分钟，待所有食材熟软，起锅前加冰糖调味即可。

功效：利尿消肿。适用于直肠坠痛的痔疮患者。

三、注意事项

1. 禁食寒凉类的食物。螃蟹等属寒凉性食物，而阳虚、气血虚或者痰湿体质最容易诱发痔疮，螃蟹的寒凉性会助长寒证，那么食用寒性发物就会加重痔疮，做完痔疮手术后食用的话，还有可能导致痔疮复发。因此，若发现有痔疮的相关症状就一定要避免食用寒凉类的食物。

2. 禁食辛辣类的食物。辛辣类的食物会刺激肛门和直肠，使痔静脉充血，影响静脉的血液回流，久而久之就会形成一个柔软的静脉团，即痔疮。

第七节　骨质疏松

一、临床表现

日常生活中，如果经常出现全身骨头或腰背部疼痛、容易疲劳，翻身时、起坐时或长时间行走、负重时加重，甚至逐渐出现驼背、身高缩短、轻微外力即可导致骨折的情况，这是骨质疏松的信号。

二、保健方法

1. 穴位按摩

（1）穴位：脾俞、肾俞、足三里、悬钟、关元、耳穴（皮质下、脾、肾、神门、内分泌）。

（2）操作方法：在上述穴位上，先后用按揉法、捏法进行按摩，用力应均匀、柔和、有力、持久，强度以局部有酸胀感为度。每次操作 15 分钟，每日 2 次，上、下午各 1 次。

2. 艾灸疗法

（1）穴位：神阙、关元、足三里、大椎、肾俞、脾俞。

（2）操作方法：将艾条燃着的一端与上述穴位的皮肤保持 2～3cm 的距离，使局部有温热而无灼痛感，每个穴位灸 20 分钟，每日 1 次，连续治疗 4 周（艾灸时，穴位处垫一块纱布，避免艾灰脱落灼伤皮肤）。

3. 药膳养生

（1）生地黄乌鸡汤：

原料：生地黄 40g，乌鸡 1 只，饴糖 100g，葱、姜、食盐适量。

制作流程：先将乌鸡去除内脏洗净，生地黄切细与饴糖调和，加入适量姜、葱，然后放入鸡腹中，炖熟，加入适量食盐调味。吃肉喝汤，隔日 1 次。

功效：补虚劳，养阴润肺，清热凉血。对于夜间出汗、心烦口渴、体弱消瘦者尤佳。

（2）羊脊骨羹：

原料：羊脊骨 500g，羊肾 1 只，羊肉 50g，肉苁蓉 30g，粟米适量，葱、姜、食盐。

制作流程：先将羊脊骨、羊肉、羊肾等洗净，将羊脊骨槌碎，羊肉、羊肾切丁，肉苁蓉切细，先将羊脊骨煲汤取汁，将羊肾、羊肉炒熟后加入姜、葱、肉苁蓉、骨汁，和粟米一起煮熟成羹，加入适量食盐调味。空腹食用，每日 1 次。

功效：补肾强骨。

三、注意事项

1. 在平时就应该养成良好的饮食习惯和保证合理的膳食营养，多食一些富含钙、磷的食品，比如鱼虾、牛奶、乳制品、鸡蛋、豆类、杂粮、绿叶蔬菜，特别是深颜色蔬菜等；多补充高蛋白饮食，每日蛋白质摄入量应保证在45g以上。

2. 生活中注意戒烟限酒，避免饮用过量的咖啡、浓茶及碳酸饮料等。

3. 适当功能锻炼，加强肌肉平衡锻炼，如打太极拳、散步、游泳等，预防跌倒和外伤；避免锻炼强度过大，增加骨折的风险。

4. 已经发生骨折的，建议及时医院就诊，采取必要的救治手段，以免耽误病情。

第八节 腰肌劳损

一、临床表现

日常生活中，因过度劳累、受寒受凉、久坐或外伤等因素导致反复发作的腰部一侧或两侧疼痛、酸沉，按压时明显，时轻时重，休息时减轻，劳累时加重，就可能是腰肌劳损的表现。

二、保健方法

1. 穴位按摩

（1）穴位：委中、腰阳关、肾俞、命门、耳穴（腰骶椎、肾、神门）。

（2）操作方法：患者俯卧于床上，操作者在双侧穴位上，先后用按揉法、捏法进行按摩，强度以局部有酸胀感为度。每次操作 15 分钟，每日 2 次，上、下午各 1 次。

2. 推拿方法

（1）部位：腰部膀胱经、委中、腰阳关、肾俞、八髎穴。

（2）操作方法：患者俯卧在床上，双手自然放在身体两旁，操作者立于左侧。首先，从上而下用揉法、拿法放松其背部、腰部和臀部肌肉 5~10 分钟；其次，用手掌小指侧的肌肉，自上而下推腰部正中线两旁（膀胱经）各 10 次，力度由轻到重，柔和渗透，点按委中、腰阳关、肾俞、八髎穴及局部压痛点等穴位各 30 秒，以局部有酸胀感为度（八髎穴可有热感向小腹部放射）；再次，由上而下沿腰背部两侧膀胱经行擦法 2 分钟，腰骶部横擦 2 分钟，以自感腰骶部微热为度；最后，用空掌拍击腰背部 3~5 次，以皮肤微红为度。每日 1 次，2 周为 1 个疗程。

3. 艾灸疗法

（1）部位：阿是穴、肾俞。

（2）操作方法：将艾条燃着的一端与上述穴位的皮肤保持 2~3cm 的距离，使局部有温热而无灼痛感，每个穴位灸 20 分钟，每日 1 次，连续治疗 4 周（艾灸时，应在穴位处垫一块纱布，避免艾灰脱落灼伤皮肤）。

4. 刮痧疗法

（1）部位：肾俞、气海俞、大肠俞、八髎。

（2）操作方法：患者取俯卧位，从肾俞到八髎穴的连线上涂抹刮痧油，用刮痧板从上到下操作，用力均匀、适度，由轻到重，以患者能耐受为度，刮痧部位可出现紫红色或暗红色斑点；每周 1 次，每次约 10 分钟，4 次为 1 个疗程，治疗 2~3 个疗程（一般 2~3 日后痧痕可自行消退）。

三、注意事项

1. 在日常生活、劳动中尽可能变换姿势，1～2 小时改变下身体姿势，避免久坐、久站以及长时间弯腰活动，注意纠正习惯性姿势不良。

2. 可用束腰带束腰，宜睡松软、舒适的平板床。

3. 加强腰部力量锻炼，维持好腰部肌肉的强度和弹性，避免腰肌劳损的发生。

4. 注意腰部保暖，避免着凉。

5. 居住环境宜通风，保持室内环境干燥，避免过于潮湿；避免长期在水中等潮湿的环境中作业。

6. 若腰部疼痛持续 3 日不能缓解，且伴有腿部麻木并向足部放射，建议及时到医院就医，完善相关检查，排除腰椎间盘突出、腰椎管狭窄等疾病，以免延误病情。

第五章
五官科病证

耳穴调理鼻出血（视频）

一、临床表现

由于气候改变、不良的生活习惯、外伤、鼻部或全身的疾病，鼻子会出现流血症状。轻者是鼻涕中带有血丝，严重者可能会出血不止，引起其他疾病。所以在日常生活中，大家对鼻出血一定要重视！

二、保健方法

1. 快速止血妙招

（1）选择合适的体位：身体向前倾，头稍稍低下，张口呼吸，及时吐出流入口腔内的血液。

（2）压迫鼻翼止血法：用拇指和食指捏住两侧鼻翼，压迫10分钟左右，一般少量的鼻出血就可以止住了。

误区 1：鼻出血时仰头或平躺

　　鼻出血时不能仰头或平躺。仰头或平躺止血，可能会导致血流向咽喉和胃部，引起胃部不适，严重者还会导致血液呛入气道，危及生命。

误区 2：向鼻孔里塞纸团止血

　　向鼻孔里塞纸团止血的方法是错误的，不仅止血效果不佳，更可能会造成鼻腔黏膜的进一步损伤。

　　（3）穴位按压法

　　1）穴位：迎香、合谷、上星。

　　操作方法：取坐位，双手放在上述穴位上，先后用按揉法、捏法进行按摩，用力应均匀、柔和、有力、持久，强度以局部有酸胀感为度。每次操作 15 分钟，每日 2 次，上、下午各 1 次。

　　2）耳穴：内鼻、外鼻、肺。

　　按压上述穴位，或将粘有王不留行籽的胶布贴于相应耳穴，每日按压 4 次，每次每穴按压 2～3 分钟，隔天更换 1 次胶布。

　　2. 预防方法

　　（1）蒜泥敷涌泉穴：

　　操作方法：取一颗独头大蒜，剥皮，捣成泥状，敷于涌泉穴上，可用纱布或胶布固定，右侧鼻孔出血敷左足，左侧鼻孔出血敷右足，双侧同时出血敷双足。

　　（2）艾条灸涌泉穴：

　　操作方法：患者平躺在床上，操作者手持艾条与涌泉穴垂直，距离约为 3cm，皮肤感到温热后停止艾灸。艾灸过程中及时抖掉艾灰，以防烫伤。

3. 药膳养生

（1）藕节红糖水：

原料：藕节两节，红糖 20g。

制作过程：先要把干藕节清洗干净，在水中浸泡半小时；在锅中加入水 1 000ml、藕节用大火煮沸后，改换小火，煮 10～15 分钟；取出藕节，在汤汁中加入 20g 红糖；小火加热搅拌均匀，等红糖完全溶化后即可饮用，每日服 3 次。

功效：清热泻火。

（2）荠菜蜜枣汤：

原料：鲜荠菜 100g，蜜枣 5～6 个。

制作过程：将荠菜用清水洗净，蜜枣洗净去核；将荠菜和蜜枣放入锅内，注入适量清水，用大火煮沸后，转为小火再煮 2 小时，出锅即可，每日服 3 次。

功效：和脾、利水、止血。

（3）马兰炒鸡蛋：

原料：马兰头 350g，鸡蛋 3 枚，食盐、小葱适量。

制作过程：马兰头清水洗净，在沸水中烫半分钟，捞出来后把多余的水挤干，剁成小段；鸡蛋打碎，搅拌成蛋液，加入少量食盐，搅拌均匀；小葱切成小段备用；锅内加适量菜油烧热，倒入蛋液，翻炒成小块；加入马兰头，适量食盐调味，撒上葱花出锅即可。

功效：凉血止血，清热利湿。

三、注意事项

1. 积极控制慢性疾病，尤其是伴有高血压、慢性支气管炎及冠心病等疾病的老年人，应定期去医院复诊。

2. 40 岁及以上长期鼻出血的人群，须警惕鼻咽癌的可能；

应改正习惯性挖鼻、揉鼻、放置异物等易导致鼻黏膜损伤的不良生活习惯。

3. 儿童鼻出血好发于春秋季节，空气干燥，家长可以适当增加室内的湿度。中老年鼻出血好发于冬季，外出时可佩戴口罩，减少冷空气对鼻腔黏膜的刺激。

4. 多吃新鲜的蔬菜和水果以及富含粗纤维的杂粮食品，保持大便通畅。少吃油炸类、腌制及辛辣食物，忌烟酒，少喝咖啡、浓茶等饮品。

5. 作息规律，加强体育锻炼，增强自身的免疫能力。

第二节　鼻炎

艾灸护理鼻炎（视频）

一、临床表现

鼻炎是鼻黏膜或黏膜下组织因为病毒感染、病菌感染、刺激物刺激等，导致鼻黏膜或黏膜下组织受损所引起的急性或慢性炎症。鼻炎导致产生过多黏液，通常引起流涕、鼻塞等症状。

二、保健方法

1. 穴位按摩

（1）穴位：列缺、合谷、迎香、印堂、耳穴（内鼻、肾上腺、肺、额）。

（2）操作方法：取坐位，用一只手的拇指或食指放在上述穴位上，先后用按揉法、捏法进行按摩，用力应均匀、柔和、有力、持久，强度以局部有酸胀感为度。每次操作15分钟，每日2次，上、下午各1次。

2. 中药塞鼻法

（1）中药组成：薄荷、细辛、金银花、鱼腥草、辛夷、连翘、鹅不食草。

（2）操作方法：将以上药物制成粉末备用，每次取出2g药末，用醋调匀后，棉球或纱布蘸取药液塞鼻，晚上塞鼻，早上取出。若有不适感，及时取出。

3. 艾灸法

（1）穴位：下关、迎香。

（2）操作方法：取坐位，将艾条点燃后，距离穴位2~3cm，以局部皮肤潮红有热感为度（可自行照镜子操作，或要求他人辅助，避免烫伤）。

4. 刮痧疗法

（1）穴位：迎香、印堂、大椎、风池。

（2）操作方法：取坐位，面部印堂、双侧迎香穴区不涂抹刮痧油；颈部大椎和双侧风池穴抹刮痧油，每穴刮拭20~30次，每周1次，4次为1个疗程。

5. 药膳养生

（1）人参黄芪粥：

原料：人参5g，黄芪50g，大米适量。

制作过程：上述食材都放在锅中熬制成粥，每日2次服食。

功效：补益肺脾，延年益寿。对形体消瘦、乏力、进食较差、脘腹胀满、大便稀者尤佳。

（2）丝瓜藤煲猪瘦肉：

原料：丝瓜藤 1.5m，猪瘦肉 60g，食盐适量。

制作过程：取近根部的丝瓜藤 1.5m 左右，切成约 10cm 长的段，洗净，猪瘦肉切成肉丁，同时放锅内煮汤，煮熟后加少许食盐调味，喝汤吃肉，每日 1 次。亦可将丝瓜藤晾干，烘干后研成粉末，吹鼻，每日 2~3 次，5 日为 1 个疗程。

功效：清热解毒，消炎通窍。对鼻塞、流黄脓鼻涕者尤佳。

（3）黄芪红枣粥：

原料：黄芪 20g，大枣 10 枚，粳米适量。

制作过程：将黄芪、大枣加水 1 000ml 同煮，熬制 500ml 左右时，将黄芪滤掉，再加 500ml 水与粳米同煮，煮至米熟即可，每日 2 次服食。

功效：益肺固表。对易于感冒、自汗、乏力气短、怕风者尤佳。本药膳粥对于体质虚弱，易患感冒的过敏性鼻炎患者，在不发作期服用时，可有效减少过敏性鼻炎发生的次数，起到巩固治疗的效果。

三、注意事项

1. 注意饮食禁忌，清淡为主，尽量避免辛辣刺激性食物，戒烟酒。

2. 保持心情舒畅，避免情绪过于波动。

3. 保持充足睡眠，提高自身的免疫力和抗病能力。

4. 坚持锻炼身体，每周至少做 4 次有氧运动，如慢跑等，每次 30 分钟左右。

5. 对于过敏体质者，建议医院抽血查找过敏原（如花粉、动物皮毛、食物、棉絮、尘螨等），避免接触可能的过敏原，以防过敏反复发作。

6. 长期吸入各种粉尘，如煤炭、砂灰、水泥、面粉等，或各种化学物质及刺激性气体，如甲醛、乙醇等，均可损伤鼻黏膜功能，导致鼻炎的发生。

7. 如果反复发作打喷嚏、流鼻涕、头痛头晕等，建议前往医院做进一步系统检查，如鼻部检查、鼻内镜检查、过敏原检查以及鼻窦 CT 等，避免病情延误。

第三节 耳鸣

一、临床表现

耳朵接收外界的信息，通过耳内神经将信息传递给大脑，若自己可以感觉到耳朵或头颅内能听到声音，但外界却找不到声音的来源，这就是耳鸣。

二、保健方法

1. 穴位按摩

（1）穴位：耳门、听宫、听会、角孙、翳风、液门。

（2）操作方法：每日轻轻按压上述穴位，15～30次，每日重复3次。

2. 耳穴贴压

（1）穴位：内分泌、皮质下、内耳、外耳、肾、肝。

（2）操作方法：将粘有王不留行籽的胶布贴于上述耳穴，每日按揉3次，每次30～60秒，冬天3～5日更换一次胶布，夏天每日更换，左右耳交替使用。

3. 泡脚 可选取一些具有安神镇静等功效的中药药包，热

水以舒适为度，泡脚 30 分钟，其后按压足心的涌泉穴。

三、注意事项

1. 躲避噪声源，耳朵很脆弱，能承受的最大音量通常为 90db，长期生活在噪声环境中会加重耳鸣。

2. 注意劳逸结合，调节情绪，作息规律。

3. 长期或反复发作耳鸣，应及时到医院耳鼻喉科进行检查。

第四节　迎风流泪

一、临床表现

由于泪腺的通道小或堵，或是构成通道的肌肉对于眼泪的"约束力"不够，在冷风的刺激下，出现流泪的现象，即为迎风流泪。

二、保健方法

1. 穴位按摩

（1）穴位：攒竹、鱼腰、丝竹空、睛明、瞳子髎、承泣、四白。

（2）操作方法：每日可轻轻按揉上述相应穴位 1～2 次，每次 3～5 分钟即可。

2. 面部按摩

（1）部位：眉头到眉梢；内眼角到外眼角。

（2）操作方法：用食指和中指的指腹沿上述路线轻轻刮拭。

3. 药膳养生

（1）猪蹄冰糖汤：

原料：猪后蹄 1 只，冰糖 50g，水适量。

制作过程：猪蹄洗净放入锅内；向锅内加入冰糖 50g、适量水；先大火煮沸后转小火，待猪蹄炖烂即可起锅。每日食用 1 次，可连续食用 1 周。

（2）枸杞桑椹粥：

原料：枸杞子 5g，桑椹 5g，山药 5g，大枣 5g，粳米 100g。

制作过程：将枸杞子、桑椹、山药、大枣清水洗净，山药去皮切成小块，粳米淘洗干净；把食材一同放入锅内，加入适量清水，大火煮沸后转小火；待米被炖软、粥黏稠时即可出锅。

（3）猪肝绿豆粥：

原料：猪肝 100g，绿豆 60g，大米 100g。

制作过程：大米淘洗干净，猪肝洗净切成小条；绿豆清水洗净，用水浸泡 30 分钟；将绿豆和大米放入锅中，加入适量清水，大火煮沸后转小火；待粥八成熟时，加入切条的猪肝煮熟即可出锅。

4. 护眼茶饮

（1）菊花茶：

原料：菊花 5g，枸杞子 10 粒。

制作过程：将菊花、枸杞子放进杯中，倒入沸水，盖上杯盖后闷 30 分钟即可。

功效：清肝明目。适用于眼过度、眼睛干涩、自觉口干等症状的人群。

（2）决明子山楂茶：

原料：决明子 10g，菊花 5g，山楂 15g。

　　制作过程：决明子捣碎；将决明子、菊花、山楂放进杯中，倒入沸水，盖上杯盖后闷 30 分钟即可饮用。

　　功效：养肝明目。适用于饮食不佳、眼睛干涩的人群。

三、注意事项

　　1. 注意用眼卫生，不要用手或者不洁的毛巾、纸巾揉搓眼睛。

　　2. 老年人注意平时饮食清淡，忌油腻、辛辣的食物，多喝水，补充身体内的水分。

　　3. 沙尘天气或紫外线辐射高的情况下，可佩戴太阳镜来降低环境对眼的刺激。

　　4. 迎风流泪现象反复发作，应及时到医院眼科检查，观察是否存在下泪点位置异常、泪道阻塞、慢性泪囊炎、泪道肿瘤等情况，以便得到及时正确的处理和治疗。

第五节　老花眼

一、临床表现

　　老花眼是中老人年常出现的症状，表现为看近物、看小字时模糊不清，疲劳、酸胀、流眼泪，必须远视或者戴着老花镜才能看清楚。

二、保健方法
　　1. **穴位按摩**

　　（1）穴位：合谷、睛明、风池、太冲、后溪。

（2）操作方法：用按揉法、捏法作用于各个穴位，强度以局部有酸胀感为度。每次操作 15 分钟，每日 2 次，早、晚各 1 次。

2. 推拿方法

（1）部位：睛明、攒竹、鱼腰、丝竹空、太阳、承泣等眼周穴位。

（2）操作方法：双手清洗干净，用食指内侧，从双眼内侧眼角开始，沿着上眼眶、下眼眶刮，由轻到重，以不痛为主；然后用拇指或中指点按眼周穴位，以酸胀为主，每日 3 ~ 5 次，每次 10 分钟。

3. 药膳养生

（1）黑豆粳米粥：

原料：黑豆 100g，粳米、糖适量。

制作过程：将黑豆先煮开花，去皮，再加入粳米同煮，米熟即可食用，可适当加入糖调味，早、晚各服 1 次。

功效：滋补肝肾。久服可以改善老眼花的症状。

（2）女贞子枸杞粥：

原料：女贞子 30g，枸杞子 20g，大米适量，糖适量。

制作过程：将药物同煮，去掉女贞子药渣，加入大米后再煮，待米熟粥成后即可。可加入适当的糖调味，早、晚各 1 次。

功效：滋补肝肾，明目。对于老花眼伴有眼睛干涩者尤佳。

（3）胡萝卜猪肝汤：

原料：胡萝卜 200g，猪肝 150g，葱、姜、调料适量。

制作过程：将胡萝卜、猪肝洗净，加水与葱、姜同煮，待煮熟后可根据口味加入适当调料。喝汤吃胡萝卜和猪肝，可每周服用 3 次。

功效：补血养肝，明目。对于老花眼伴有乏力、面色苍白、眼睛干涩者尤佳。

三、注意事项

1. 平素多食胡萝卜、菠菜、番茄、苹果等富含维生素类的食物。

2. 注意眼周卫生，避免直接用手揉眼睛。

3. 避免长时间用眼，防止眼疲劳。

4. 常做眼周按摩：按照本节"穴位按摩"和"推拿方法"的操作方法，每日做眼周按摩。

5. 若眼花经预防后症状无缓解，建议医院就诊，排除眼部疾病。若非眼部疾病导致，可以佩戴老花镜。

第六节 近视眼

一、临床表现

近视眼是由于长期过度用眼，引起眼部肌肉过度"紧张"，从而出现视物模糊、眼疲劳、视远物模糊及视近物正常等现象的一种病证。

二、保健方法

1. 穴位按摩

（1）穴位：风池、攒竹、鱼腰、丝竹空、太阳、四白、睛明、承泣。

（2）操作方法：用双手指端着力，点按上述穴位，每个穴位按揉1分钟，早、晚各1次。

2. 耳穴贴压

（1）耳穴：眼、目1、目2、心、肝、肾。

（2）操作方法：用探棒探及已选耳穴的敏感点后，用75%酒精棉球局部消毒，待干燥后，贴敷王不留行籽，每日揉压数次，每穴30秒。

3. 艾灸疗法

（1）部位：太阳、四白、印堂及眼周。

（2）操作方法：双目轻闭，将艾条燃着的一端与上述穴位皮肤保持2~3cm的距离，使局部有温热而无灼痛感，每个穴位灸5分钟，每日1次，连续治疗2周（艾灸时，穴位处垫一块纱布，避免艾灰脱落灼伤皮肤）。

4. 药膳养生

（1）枸杞鲫鱼汤：

原料：鲫鱼2 000g，枸杞子10g。

制作过程：将鲫鱼去除内脏、洗净，和枸杞子一起煮汤，吃肉喝汤。也可用其他鱼代替鲫鱼。

功效：补益肝肾，温补脾胃，利水消肿，明目。

（2）冰糖木耳：

原料：黑木耳6g，冰糖适量。

制作流程：将黑木耳洗净，用清水浸泡1晚后，蒸1小时。加冰糖适量，睡前服用。

功效：清肝明目。

（3）羊肝粥：

原料：羊肝一具，小葱20g，粳米100g。

制作过程：先将羊肝洗净切碎，将小葱炒好后研末，两味食材均放入砂锅中煮熟，去渣取汁，同粳米煮粥食用。每日早、晚服，冬季服食为宜。

功效：温补肝肾明目。

三、注意事项

1. 每日保证 1 小时以上的户外活动，放松眼部肌肉。

2. 注意休息，常做眼保健操缓解眼睛疲劳。

3. 避免躺着、走路、在交通工具上看书，减少使用电子设备的时间，减少蓝光辐射；用眼时保证适宜的光线。

4. 饮食方面，可多摄入鱼类、粗粮、柑橘类水果，补充维生素、抗氧化剂及其他营养物质，可防止视力衰退；要少摄入甜食和全脂奶酪，防止近视度数增大。

第七节　口臭

一、临床表现

口臭是指由于口腔不清洁，食用味道较大、较重的食物，或龋齿、牙周疾病或消化道疾病引起的口腔异味。

二、保健方法

1. 穴位按摩

（1）穴位：后溪、大陵、劳宫、合谷、耳穴（胃、十二指肠、大肠、内分泌、皮质下）。

（2）操作方法：使用按揉法，用力应均匀、柔和、有力、持久，强度以局部有酸胀感为度。每次 15 分钟，每日 2 次，早、晚各 1 次。

2. 药膳养生

（1）谷芽麦芽饮：

原料：谷芽 15g，麦芽 15g。

制作过程：加入适量清水与谷芽、麦芽同煮 15 分钟，茶水变温后代茶饮用。

功效：消食导滞，行气和胃。对于食积停滞引起的口臭效果佳。

（2）芦根粳米粥：

原料：芦根 30g，粳米 50g。

制作过程：生芦根洗净煎水，与粳米同煮成粥，晨起空腹食用。

功效：清热，除烦，辟秽除臭。

（3）咸鱼头豆腐汤：

原料：咸鱼头 1 个，豆腐数块，生姜 1 片。

制作过程：将咸鱼头与生姜加清水用大火煮约半小时，放入豆腐再煮 20 分钟便可。

功效：清热解毒。对于口腔溃烂、牙龈肿痛、口臭及便秘等均有作用。

三、注意事项

1. 改善口腔卫生，每日早、晚坚持刷牙、饭后漱口。

2. 清淡均衡饮食，多吃水果、蔬菜、绿豆、莲藕、绿茶等食物，避免食用过度生冷、辛辣、甜腻、鱼腥的食物。

3. 注意劳逸结合，戒烟戒酒及咖啡，注意大便通畅，防止便秘。

4. 避免熬夜，保证充足睡眠，睡前 1 小时停止进食。

5. 若长期口臭无改善，建议医院就诊，查明原因。

第八节　口干

一、临床表现

口干是指经常出现嗓子干痒，口干舌燥，喉咙中感到黏或腻，痰黏难咯，口渴想喝水，晚上口渴明显的表现。

二、保健方法

1. 耳穴贴压

（1）穴位：口、内分泌、神门、风溪。

（2）操作方法：用探棒探及已选耳穴的敏感点后，用75%酒精棉球局部消毒，待干燥后，贴敷王不留行籽。每日揉压数次，每穴30秒。

2. 穴位按摩

（1）穴位：中府、云门、膻中。

（2）操作方法：使用按揉法，用力应均匀、柔和、有力、持久，强度以局部有酸胀感为度。每次15分钟，每日2次，早、晚各1次。

3. 药膳养生

（1）雪梨银耳粥：

原料：雪梨30g，银耳30g，大米20g，冰糖适量。

制作过程：将雪梨去皮去核，切小片，与银耳、大米同煮，略放冰糖调味，熬制成约300ml。每日1次。

功效：清热去燥，清肺养颜。适用于口干口苦、胃部烧灼感、心烦失眠等。

（2）百合生地粥：

原料：百合50g，生地黄20g，粳米50g，白糖适量。

制作过程：将生地黄切碎后加水煮汁，去渣，以汁煮百合、粳米成粥，加白糖服食。

功效：养阴润肺，清热利咽。

（3）荸荠茶：

原料：荸荠 50g，绿茶 3g，冰糖 10g。

制作过程：将荸荠削皮，清洗干净后放入锅中，加水煮汁，泡茶饮用，可适当加入冰糖。

功效：滋养喉咙，清喉润肺。

三、注意事项

1. 少食辛辣厚重之物，多吃百合、银耳、荸荠等滋润之品，戒烟戒酒，适量补充水分。

2. 注意作息规律，充足睡眠，避免熬夜。

3. 冷热要适宜，及时添加衣物，防止感冒及肺部感染。

4. 适当参加体力劳动和体育锻炼，不宜食后即卧、终日久坐。

5. 节制房事及情欲，保持心情舒畅，增强抗病能力。

6. 若口干不缓解或加重，身体消瘦、大便偏干、排便困难等情况，建议于医院系统检查。

第九节　口苦

一、临床表现

口苦是指由进食油腻食物过多，或近期情绪不佳等引起的口中发苦的感觉。

二、保健方法

1. 穴位按摩

（1）穴位：期门、日月、中脘、太冲、内庭、耳穴（肝、脾、胃、神门、耳尖）。

（2）操作方法：用按揉法、捏法作用于各个穴位，强度以局部有酸胀感为度。每次操作 15 分钟，每日 2 次，早、晚各 1 次。

2. 推拿方法

（1）部位：环跳、风市、中渎、膝阳关。

（2）操作方法：两手握拳，稍用力敲打大腿外侧的 4 个穴位点。每次 5 分钟，每日可多次敲打。

3. 药膳养生

（1）佛手内金山药粥：

原料：佛手 15g，鸡内金 12g，山药 30g，大米 150g。

制作过程：将佛手、鸡内金在 500ml 水中煎 20 分钟，去渣取汁，与大米、山药同煮，每日 1 次。

功效：健脾益气，疏肝利胆。对食欲不振、嗳气频作及胁肋部胀痛者尤佳。

（2）茵陈栀子仁粥：

原料：茵陈 30～60g，栀子仁 3～5g，香附 6g，鲜车前草 30g，大米 50～100g，白糖适量。

制作过程：将茵陈、栀子仁、香附、鲜车前草加入适量水中煎 20 分钟，去渣取汁，与大米同煮成粥。加入少许白糖，每日 1 次。

功效：清热，解毒，祛湿。对烦躁易怒、小便黄赤者尤佳。

（3）金钱败酱茵陈茶：

原料：金钱草 30g，败酱草 30g，茵陈 30g，白糖适量。

制作过程：金钱草、败酱草、茵陈加水 1 000ml，煎去渣，加适量白糖，代茶饮用。

功效：清利肝胆湿热。尤其适用于慢性胆囊炎者。

（4）金菊花薏米冬瓜糖水：

原料：菊花 15g，薏苡仁 30g，冬瓜 100g，白糖适量。

制作过程：将菊花、薏苡仁与适量水同煮 30 分钟，去药渣后，再放入冬瓜煮汤，汤成加入白糖即可。

功效：清火祛暑。适用于夏季因暑热引起的口苦症状。

三、注意事项

1. 注意饮食宜忌，戒烟戒酒，可适当增加饮水量，避免油腻与刺激性食物，避免暴饮暴食。

2. 注意调节情绪，学会自我调节与放松，保持心情舒畅。

3. 劳逸结合，作息规律，保证充足的睡眠，适当运动，每日慢走半小时。

4. 若口苦持续不缓解或加重，建议医院就诊系统检查。

第十节　口腔溃疡

一、临床表现

口腔溃疡是指口腔内的上下唇、牙龈以及舌、面颊等部位，出现圆形或者类圆形破溃点的一种病证。其中心为白色或黄色，边有红晕，伴有疼痛，呈周期性、反复发作性及可自愈的特点。

二、保健方法

1. 穴位按摩

（1）穴位：合谷、足三里、三阴交、颊车、内庭、耳穴（口、舌、心、脾、交感）。

（2）操作方法：用按揉法、捏法作用于各个穴位，用力应均匀、柔和、有力、持久，强度以局部有酸胀感为度。每次操作15分钟，每日2次，早、晚各1次。

2. 穴位贴敷疗法

（1）穴位：神阙、涌泉。

（2）制作过程：将吴茱萸20g、细辛6g、黄连10g制成粉末备用，每次取出6g；加入适量蜂蜜调成糊状，贴敷于涌泉、神阙穴，并用医用胶布固定，每日1次；若有不适感，及时去掉。

（3）功效：引火下行，对复发性口腔溃疡尤佳。

3. 局部疗法　药物选择云南白药、五倍子、蜂蜜、青黛散。

（1）云南白药：用云南白药粉涂于口腔溃疡的创面上。本药具有祛腐生肌、活血化瘀的功效，对于复发性口腔溃疡尤佳，有利于溃疡的愈合。每日3次。

（2）五倍子：将五倍子研成粉末状，取适量粉末撒在溃疡面上。该药具有降火敛疮的作用，有利于疮疡面愈合。每日3次。

（3）蜂蜜：取适量蜂蜜涂于溃疡面。本品有利于局部溃疡的愈合。每日3~5次。

（4）青黛散：取少量青黛散涂于患处。本药具有清热解毒、消肿止痛的功效。每日3次。

4. 艾灸疗法

（1）穴位：神阙、涌泉、隐白。

（2）操作方法：将艾条燃着的一端与上述穴位的皮肤保持2~3cm的距离，使局部有温热而无灼痛感。每个穴位灸5分钟，每日1次，连续治疗2周（艾灸时，应在穴位处垫一块纱布，避免艾灰脱落灼伤皮肤）。

三、注意事项

1. 注意口腔卫生，保持口腔清洁，养成早晚刷牙、饭后漱口等习惯。

2. 忌烟酒和咖啡，平时多进食新鲜蔬菜和水果，不宜过食油腻生腥及辛辣刺激性食物，以减少复发。

3. 保持心情舒畅，适时自我调整。

4. 避免经常熬夜，保证充足睡眠；加强体育锻炼。

5. 若伴有发作性口角炎时，可适当补充维生素 B_2 和复合维生素 B_6，以补其不足。

6. 如果治疗3周仍无效果，或者溃疡长期在同一位置反复发作，建议及时医院就诊，完善相关检查，以防恶性病变，如口腔癌等。

第十一节　咽炎

一、临床表现

当受到外界因素刺激时，咽喉部会出现咽干、咽痛、瘙痒、灼热及异物感，可伴见发热、咳嗽、恶心呕吐等症状；咽炎会导致机体抵抗力下降，所以这部分人遇到气候变化的时候，容易感冒而引起咽炎的急性发作，并且平时稍一受凉、劳累、讲话过多就会觉得咽干、咽痛加重，需频频饮水。

二、保健方法

1. 艾灸护理

（1）穴位：大椎、天突、列缺、照海。

（2）操作方法：将艾条一端点燃，在距皮肤约 1.5 寸处进行熏灸，至皮肤稍呈红晕为度，为了防止烫伤，可以将食指和中指置于穴位两侧，以感知艾灸热量，灸 5～6 分钟，治疗 7 日；艾灸天突时，令患者呈仰卧位，手持艾灸熏灸天突和前颈部。

2. 穴位按摩

（1）穴位：天突、廉泉、合谷、肺俞；急性发作期加曲池、肩井；慢性期加太溪、照海。

（2）操作方法：患者取坐位，使用拇指、食指按揉颈部廉泉、天突穴 2 分钟；用拇指指端点按双手合谷穴各 30 下，以局部有酸胀感为度；用手掌面按摩背部肺俞穴，以背部有灼热感为度。急性发作时用拇指按揉曲池、肩井穴各 2 分钟；慢性期时用拇指按揉太溪、照海穴 2 分钟，以透热为度。

3. 耳穴贴压

（1）耳穴：咽喉轮 1～4、扁桃体、肾上腺、肺、肝、肾。

（2）操作方法：找准穴位定位，用 75% 乙醇消毒皮肤，左手托住耳郭，右手用小镊子将粘有王不留行籽的胶布对准穴位贴压，用手指把所贴穴位压实，嘱患者每日用力按压 3～5 次，使其局部产生酸、胀、痛、麻、热感，每次每穴按压 30～60 秒，并嘱其做吞咽动作。

4. 药膳养生

（1）沙参生地糖：

原料：北沙参 20g，生地黄 20g，鲜萝卜汁适量，麦芽糖 30～50g。

制作过程：北沙参、生地黄加水适量，用文火煎熬，去渣留汁，与适量鲜萝卜汁、麦芽糖一同隔水炖熟。每日煎 2 次，分数次口服。

功效：清热凉血，养阴生津。适用于咽炎。

（2）丝瓜花蜜茶：

原料：鲜丝瓜花 20g，蜂蜜 20g。

制作过程：将鲜丝瓜花洗净撕成小片，放入带盖茶杯中，加适量沸水冲泡，闷盖 15 分钟后，加入蜂蜜即可。搅匀趁热频饮，每日 1～2 剂。

功效：益气生津，润肺化痰。适用于咽炎伴声音嘶哑。

三、注意事项

1. 注意饮食清淡，忌食辛辣刺激、油腻黏滞的食物，如猪油、烤串等。

2. 可摄入多汁柔嫩、去火清爽的食物，如广柑、橘子、菠萝、苹果等。

3. 养成好良好的生活习惯，早睡早起、少抽烟、少喝酒。

4. 注意清洁口腔，保持好的刷牙习惯，饭后用漱口水漱口。

5. 注意劳逸结合，不宜过度劳累，增强自身免疫力，减少病原体侵袭，防止感染。

6. 日常生活中注意气候变化，及时增减衣物，避免受凉感染风寒。

7. 建议多饮水、勤刷牙漱口、勤换牙刷、保持口腔卫生，减少不良因素的损伤，减少咽炎复发。

8. 注意保持心情舒畅，避免情绪激动，以免诱使病情加重。

附录一
常用穴位定位

A

阿是穴：随病而定，多位于疼痛部位的局部，也可在与其距离较远的部位，没有固定的位置和名称。取穴方法就是以痛为腧，按压上去疼痛最剧烈的点即为此穴。

安眠：位于耳后项部，当翳风穴和风池穴连线的中点。

B

八髎：位置分别在腰背部第 1、2、3、4 骶后孔中。

百会：在头部，头顶正中线与两耳尖连线的交点处。

臂臑：位于人体的臂外侧，三角肌止点处，当曲池穴与肩髃穴连线上，曲池穴上 7 寸处。

C

长强：位于尾骨尖端下，尾骨尖端与肛门连线的中点处，是督脉上的重要穴位。

承浆：在面部，颏唇沟，即下巴沟的正中凹陷处。

攒竹：眉头凹陷中，按之有酸胀感。

D

大肠俞：腰阳关穴（取穴同前）旁开 2 横指（食、中指并拢约 1.5 寸）处即是此穴。

大陵：位于手掌和手臂交界处，将手腕弯曲，腕部会出现横纹，其中的第 2 条完整横纹的中点。

大迎：下颌角前方，咬肌附着部前缘。

大钟：拇指或食指放在足内踝尖（最高点）与跟腱连线中点处。然后向下轻推 5mm 至骨头上缘处，停住不动，这里就是大钟穴。

大椎：取坐位，低头，摸到颈后最突出的高骨下方凹陷中即为此穴。

带脉：第 11 肋骨游离端下方垂线与脐水平线的交点处。取穴简单方法是两手叉腰，手掌在后，拇指在前，放在腋下且与脐处于同一条线上，按压时有酸胀感，即为带脉穴。

胆囊穴：位于小腿外侧上部，当腓骨小头前下方凹陷处（阳陵泉）直下 2 寸。

膻中：在胸部，横平第 4 肋间隙，前正中线上，八会穴之气会。

地仓：口角外侧，向上直对瞳孔。

地机：用同侧小指掌指关节从膝关节开始沿小腿内侧缘依次敲至内踝，在膝关节内侧下缘下 3 寸（四指宽处）会有压痛的感觉，此为地机穴。

定喘：俯卧位或正坐低头，穴位在背部，第 7 颈椎棘突下（低头时最突出的骨头下面），旁开 0.5 寸处。

E

耳门：位于耳屏上方的凹陷处，张口时凹陷更加明显。

F

肺俞：位于背部，从朝向大椎下的第 4 个凹洼（第 3 胸椎棘突下）的中心，旁开 1.5 寸。

风府：后发际正中直上 1 横指。

丰隆：在小腿外侧，外踝尖上 8 寸，胫骨前肌外缘，条口旁开 1 寸。

风池：端坐位，后发际处，颈部两条条索状筋脉之间。

风门：位于背部，从朝向大椎（低头脖子最高点）下的第 3 个凹洼（第 2 胸椎棘突下）的中心，旁开 1.5 寸。

风市：直立，手下垂于体侧，中指尖所到处即是。

复溜：在小腿内侧，内踝尖与足跟腱连线中点上 2 寸（大拇指指间关节部位的横径为 1 寸）。

G

肝俞：脊柱区，第 9 胸椎棘突下，后正中线旁开 1.5 寸。

膈俞：脊柱区，第 7 胸椎棘突下，后正中线旁开 1.5 寸。

公孙：在足部弓形骨前端下缘可触及一凹陷，按压有酸胀感，即为此穴位。

关元：在身体正面的正中线上，脐下 3 寸。

H

合谷：一手的拇指指骨关节横纹，放在另一手拇、食指之间的指蹼缘上，当拇指尖下即为此穴。

后溪：握拳，拳心向上，在手掌内侧（小指侧），小指掌指关节（小指根和手掌心交接处）后，有一皮肤皱襞突起，其尖端即为本穴。

环跳：侧卧屈股，股骨大转子最凸点与骶管裂孔连线的外

1/3 与中 1/3 的交点处。

J

夹脊：在背部，从第 1 胸椎到第 5 腰椎，各椎体棘突下旁开 0.5 寸即为此穴，一侧有 17 个穴。

颊车：在面颊部，耳下骨头的拐角处，耳前大约 1 横指处（以中指中间横纹处为准），咬牙时肌肉隆起，按之有凹陷的地方即是此穴（左右各一）。

肩井：位于大椎与肩峰端连线的中点上，前直对乳中。

肩髎：在肩部，肩髃穴后方，当臂外展时，于肩峰后下方呈现凹陷处。

肩前：在肩部，当腋前皱襞顶端与肩髃穴连线的中点；正坐垂臂取之。

肩髃：在肩峰前下方，当肩峰与肱骨大结节之间凹陷处；将上臂外展平举，肩关节部即可呈现出两个凹窝，前面一个凹窝中即为此穴。

建里：从脐起沿腹部前正中线直上 4 横指处即为此穴。

角孙：把耳朵往前对折，折痕正上方的耳尖与头发相接处即为此穴。

睛明：在面部，在内侧眼角稍上方的凹陷处。

厥阴俞：肩胛骨的内侧，第 4 胸椎棘突下旁开 2 横指处。

K

孔最：在前臂掌面桡侧，当尺泽（位于肘弯正中大筋的外侧缘凹陷中）与太渊（位于腕掌侧横纹的桡侧缘，当动脉搏动处即为此穴）连线上，腕横纹上 7 寸。

L

劳宫：位于手掌心第2、第3掌骨之间，握拳屈指，中指指尖指向的地方。

廉泉：颈部正中线与喉结正上方横皱纹交叉处。

梁丘：正坐或仰卧位。下肢用力蹬直时，髌骨外上缘上方可见一凹陷，此凹陷正中处即为此穴。

列缺：以左右两手虎口交叉，一手食指押在另一手的桡骨茎突上（拇指侧骨头的最高端），当食指尖到达之凹陷处取穴。

M

命门：平脐向后做环线，该线与后正中线之交点，交点处凸起骨头下的凹陷处。

N

内关：手掌向上，手握拳屈腕，在手臂内侧可以触摸到两条明显条索状筋，靠近掌侧腕横纹向近心端量2寸，两筋之间凹陷处为此穴。

内庭：位于足背侧，第2、3跖骨结合部前方凹陷处，在足次趾、足中趾的趾蹼正中略后约半横指处。

P

脾俞：脊柱区，第11胸椎棘突下，后正中线旁开1.5寸。

Q

期门：位于胸部，当乳头直下，第6肋间隙，前正中线旁开4寸。

气海：关元和神阙的中点。

气海俞：俯卧位，后背正中脊柱上，命门穴下的一个凸起的骨头，由此旁开 2 横指（食中指并拢约 1.5 寸）处即是此穴。

丘墟：位于外踝的前下方，趾长伸肌腱的外侧凹陷处。

曲池：在肘横纹外侧端，屈肘，当尺泽与肱骨外上髁连线中点。

曲骨：脐下 5 寸。

R

日月：当乳头直下，第 7 肋间隙处。

乳根：在胸部，乳头正下方，乳房根部，第 5 肋间隙，距前正中线旁开 4 寸。

S

三焦俞：在脊柱区，第 1 腰椎棘突下，后正中线旁开 1.5 寸。

三阴交：在内踝尖上 3 寸（4 指宽），胫骨内侧缘后际，敲击会伴随酸痛的感觉。

上巨虚：在小腿前外侧，膝盖下缘外侧凹陷处下 6 寸，距小腿前方直骨外一中指。

上脘：从脐起沿腹部前正中线直上 5 横指处即为此穴。

上星：手指沿着两眉头中点（印堂穴）往额部上推，推到发际线处再往前推 1 寸（大拇指指间关节横径为 1 寸）即为此穴。

少冲：手掌向前，小指外侧（靠近无名指端）指甲角 0.1 寸。

少商：在手拇指末节桡侧，距指甲角 0.1 寸。

神门：三角窝内，对耳轮上下脚分叉处稍上方的位置。

神阙：在脐窝正中处。

肾俞：脊柱区，第 2 腰椎棘突下，后正中线旁开 1.5 寸。

十七椎：在身体背面正中线上，第 5 腰椎棘突下。

水分：在上腹部，脐上 1 寸，前正中线上。

水泉：位于足内踝尖和足跟尖连线的中点处，用拇指或食指点揉此穴位，有强烈的刺痛感。

丝竹空：人体面部，眉梢凹陷中，按之有酸胀感。

四白：面部，瞳孔直下，目下 1 寸，眶下孔凹陷处。

四关：双侧合谷 + 双侧太冲。

T

太冲：太冲穴在足面的最高点，足大趾与足次趾分叉处的凹陷中。

太溪：在足内侧，内踝尖和跟腱连线中点的凹陷处。

太阳：外眼角与眉梢连线的中点，向外一横指（拇指），可触摸到一明显的凹陷，即为本穴。

太渊：手掌心朝上，在掌后第一横纹上，用手摸有脉搏跳动处是太渊穴。

天枢：在腹中部，脐中旁开 2 寸。

天突：位于颈部，在前正中线上，从两乳头中间向上推，当摸到一凹陷处即是此穴（胸骨上窝中央）。

听宫：位于耳屏前，张口时呈凹陷处。

听会：位于耳屏下方，张口时呈凹陷处。

瞳子髎：在外眼角外侧约 1cm 处。

W

外关：位于前臂背侧，在前臂后区，当阳池与肘尖的连线上，腕背侧远端横纹上 2 寸。

委中：俯卧或站立位，在腘横纹上，股二头肌肌腱与半腱肌肌腱的中间，按压有动脉搏动感处即为此穴。

胃俞：位于背部，第 12 胸椎棘突下，旁开 1.5 寸（同脾俞，两个肩胛骨下缘往下找 5 个棘突即为第 12 胸椎棘突，第 12 胸椎棘突下凹陷处旁开约 2 横指）。

X

膝阳关：正坐屈膝时，膝盖外侧的凹陷处。

下关：在面部耳前方，闭口时，从耳缘的正前方摸索，可摸到一高起的骨头，在高骨的下方有一凹陷。张口时这一凹陷闭合，而闭口时凹陷将凸起，这个凹陷处就是此穴。

下巨虚：在小腿前外侧，膝盖下缘外侧凹陷处下 9 寸，距小腿前方直骨外一中指。

心俞：脊柱区，第 5 胸椎棘突下，后正中线旁开 1.5 寸（肩胛骨内缘到背部后正中线是 3 寸）。

悬钟：在小腿外侧，外踝尖上 3 寸（食指、中指、无名指和小指并拢，以中指中间横纹处为准，四指并拢的宽度为 3 寸），小腿外侧骨的前缘。

血海：自己屈膝呈 90°，让另外一人面对面把手按在膝盖髌骨上，第 2 至第 5 指顺着大腿的方向向上伸直，拇指与食指呈 45°，在拇指指尖处就是血海穴，即股内侧肌隆起处。

Y

阳陵泉：在小腿外侧，腓骨头前下方凹陷处。

腰阳关：俯卧位，找到两侧胯骨最高点，两个最高点的连线和后背正中线的交点，交点处凸起骨头下的凹陷处即是此穴。

液门：手指第 4、5 指指缝间的凹陷中。

翳风：耳垂正后方的凹陷中，张口时凹陷更加明显。

阴包：取坐位，在大腿内侧中线膝盖上方约 5 个指头宽（4 寸），按压此部位会有明显酸痛感，此为阴包穴。

阴陵泉：在小腿内侧，胫骨内侧踝下缘与胫骨内侧缘之间的凹陷中。

隐白：正坐或仰卧，位于足大趾内侧，由足大趾趾甲内侧缘与下缘各做一垂线，两线的交点旁开 0.1 寸处即是此穴（趾甲角旁开 0.1 寸）。

印堂：在前额部，在两眉头间连线与前正中线的交点处。

迎香：在鼻翼（鼻尖两侧呈弧状隆起的部分）外侧中点旁。

涌泉：位于足底，约当足底第 2、3 跖趾缝纹头端与足跟连线的前 1/3 与后 2/3 的交点上，卷足时足前部有凹陷处即为本穴。

鱼腰：位于前额部，眉毛中，目视前方，黑眼珠的正上方。

云门：中府正上方，锁骨下窝凹陷中，肩胛骨喙突内缘。

Z

章门：在腋中线，第 1 浮肋前端，屈肘合腋时肘尖正对的地方即为此穴。

照海：在足内侧，内踝尖下缘的凹陷处。

支沟：抬臂，手掌向下，从腕背横纹中点向近心端量 3 寸（大拇指指间关节部位的横径为 1 寸），在前臂两骨头之间的凹陷处，按压有酸胀感，即为此穴。

中渎：腘横纹上 5 寸（风市穴直下 2 寸）处。

中府：在胸部，横平第 1 肋间隙，锁骨下窝外侧，前正中线旁开 6 寸，肺之募穴，手、足太阴交会穴。

中极：脐下 4 寸。

中脘：位于上腹部，前正中线上，当脐中上 4 寸即为此穴。

　　子宫：位于下腹部，脐下 4 寸、前正中线旁开 3 寸处（大拇指指间关节部位的宽度为 1 寸）。

　　足三里：在小腿前外侧，膝盖下缘外侧凹陷处下 3 寸（大拇指指间关节部位的横径为 1 寸），距小腿前方直骨外一中指。

附录二
人体常用穴位图

人体常用穴位图（正面）

人体常用穴位图（侧面）

人体常用穴位图（背面）

A220 0860 9529

激活码

扫描圆标二维码 或登录 jh.ipmph.com 享受增值服务　　　　　销售分类／中医科普

策划编辑　张　科
责任编辑　董思聪
　　　　　张　科
书籍设计　李　蹊
　　　　　惠亦凡

人卫智网
www.ipmph.com
医学教育、学术、考试、健康，
购书智慧智能综合服务平台

人卫官网
www.pmph.com
人卫官方资讯发布平台

关 注 人 卫 健 康
提 升 健 康 素 养

ISBN 978-7-117-33632-1

9 787117 336321 >

定　价：49.00 元